《**常见肛肠病就医指南丛书**》总主编　李春雨　高春芳

中华医学会科学普及分会
中国医师协会肛肠医师分会　**推荐用书**
中国医师协会医学科普分会

痔疮就医指南

主　编　李春雨　聂　敏
副主编　白景舒　崔志勇　林　林　魏　峰

全国百佳图书出版单位
中国中医药出版社
·北 京·

图书在版编目（CIP）数据

痔疮就医指南 / 李春雨，聂敏主编. —北京：中国
中医药出版社，2022.6
（常见肛肠病就医指南丛书）
ISBN 978 – 7 – 5132 – 7281 – 0

Ⅰ. ①痔… Ⅱ. ①李… ②聂… Ⅲ. ①痔—诊疗—
指南 Ⅳ. ① R657.1-62

中国版本图书馆 CIP 数据核字（2021）第 227157 号

中国中医药出版社出版

北京经济技术开发区科创十三街 31 号院二区 8 号楼
邮政编码 100176
传真 010-64405721
河北品睿印刷有限公司印刷
各地新华书店经销

开本 880×1230 1/32 印张 9 彩插 0.25 字数 163 千字
2022 年 6 月第 1 版 2022 年 6 月第 1 次印刷
书号 ISBN 978 – 7 – 5132 – 7281 – 0

定价 48.00 元
网址 www.cptcm.com

服 务 热 线 010-64405510
购 书 热 线 010-89535836
维 权 打 假 010-64405753

微信服务号 zgzyycbs
微商城网址 https：//kdt.im/LIdUGr
官 方 微 博 http：//e.weibo.com/cptcm
天猫旗舰店网址 https：//zgzyycbs.tmall.com

如有印装质量问题请与本社出版部联系（010-64405510）
版权专有 侵权必究

《常见肛肠病就医指南丛书》
专家指导委员会

（以姓氏笔画为序）

杨会举（河南中医药大学第三附属医院）

张小元（甘肃中医药大学附属医院）

张伟华（天津市人民医院）

张苏闽（南京中医药大学附属南京中医院）

张春旭（解放军联勤保障部队第988医院）

张振勇（云南省第一人民医院）

陈小朝（成都肛肠专科医院）

陈少明（上海理工大学附属市东医院）

范小华（广东省中医院）

林　林（烟台白石肛肠医院）

周海涛（中国医学科学院肿瘤医院）

胡响当（湖南中医药大学第二附属医院）

聂　敏（辽宁中医药大学附属第三医院）

徐　月（重庆市中医院）

高春芳（全军肛肠外科研究所）

郭修田（上海市中医医院）

黄美近（中山大学附属第六医院）

曹　波（贵州中医药大学第一附属医院）

崔志勇（山西省人民医院）

彭作英（黑龙江省中医药科学院）

蓝海波（成都肛肠专科医院）

《痔疮就医指南》
编委会

总主编　李春雨（中国医科大学附属第四医院）
　　　　高春芳（全军肛肠外科研究所）

主　编　李春雨（中国医科大学附属第四医院）
　　　　聂　敏（辽宁中医药大学附属第三医院）

副主编　白景舒（大连大学附属新华医院）
　　　　崔志勇（山西省人民医院）
　　　　林　林（烟台白石肛肠医院）
　　　　魏　峰（朝阳市第二医院）

编　委　（以姓氏笔画为序）
　　　　万　峰（中华医学会科学普及分会）
　　　　马宝珠（中国医科大学附属第一医院鞍山医院）
　　　　王立军（天津市天津医院）
　　　　王俊江（辽宁中医药大学附属医院）
　　　　包丽丽（松原市中心医院）
　　　　任叔阳（成都医学院附属中医医院）
　　　　孙化中（山西省人民医院）
　　　　李国峰（长春中医药大学附属医院）
　　　　李胜龙（南方医科大学附属南方医院）

杨恩涛（辽宁省朝阳市第二医院）

肖树榜（遵义市第一人民医院）

沈　伟（沈阳市肛肠医院）

陈　浩（东南大学附属中大医院江北院区）

陈少明（上海理工大学附属市东医院）

岳　滨（沈阳市肛肠医院）

宗佳音（本溪市中心医院）

胡响当（湖南中医药大学第二附属医院）

闻　巍（解放军总医院海南医院）

高一飞（盘锦辽油宝石花医院）

高艳龙（松原市中心医院）

郭修田（上海市中医医院）

曹　波（贵州中医药大学第一附属医院）

曹　彬（抚顺市中心医院）

路　瑶（中国医科大学附属第四医院）

《常见肛肠病就医指南丛书》
总主编简介

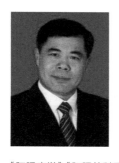

　　李春雨，全国著名肛肠外科专家、教授、主任医师、硕士生导师。现任中国医科大学附属第四医院肛肠外科主任。毕业于中国医科大学，医学硕士。兼任中国医师协会肛肠医师分会副会长兼科普专业委员会主任委员，中国医师协会医学科普分会常务委员兼肛肠专业委员会主任委员，国家健康科普专家库第一批专家，国际盆底疾病协会常务理事，辽宁省肛肠学会主任委员，沈阳市医师协会肛肠科医师分会主任委员等职。担任全国"十二五""十三五""十四五"研究生规划教材、本科生规划教材主编，出版《肛肠外科学》《肛肠病学》《肛肠外科手术学》等规划教材及专著 38 部。从事肛肠外科工作 30 余年，具有丰富的临床经验，秉承"微创、无痛、科学、规范"的治疗理念，对结、直肠肛门外科有较深的造诣，尤其擅长肛肠疾病的微创治疗。2016 年在援疆期间，荣获"全国第八批省市优秀援疆干部人才""新疆塔城地区第二批优秀援疆干部人才""辽宁省第四批优秀援疆干部人才"等荣誉称号。

　　高春芳，全国著名肛肠外科专家，陆军军医大学博士生导师、教授，主任医师。原中国人民解放军第 150 中心医院院长，专业技术一级，文职一级。现任中国法学会常务委员，中国卫生法学会会长，中国医师协会常务委员，中国医师协会肛肠医师分会会长，全军肛肠外科研究所所长，全军新型装备毁伤生物效应及防治重点实验室主任。第十届、十一届、十二届全国政协委员，享受国务院政府特殊津贴。自主攻克的低位直肠癌根治术中，新直肠角重建在会阴部设置人工肛门手术，成功解决了世界性的医学难题。曾获国

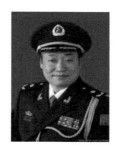

家、军队、省部级科学技术二等奖以上 20 项，主编与参编专著 10 余部。荣获"中国医师奖""全军技术重大贡献奖"，以及"全国首届中青年医学科技之星""国家有特殊贡献中青年专家""全国优秀科技工作者""全军爱军精武标兵"等荣誉称号。

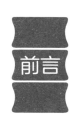

前言

　　肛肠病是一种常见病、多发病，几乎每个人一生中都有发病之虞，故有"十人九痔"之说。随着经济的发展和生活节奏加快，其患病率呈明显上升趋势，严重地影响人们的日常生活和身心健康。但大多数人羞于启齿，缺乏认识，害怕手术，最终酿成大病，甚至危及生命。健康生活是老百姓最大的心愿，医生不只是一把手术刀，一捧小药片儿，更应该通过健康科普宣教，使更多的人了解疾病防治常识，并开展群众性的科普防治工作，减轻社会、家庭、患者的负担与痛苦，这已是刻不容缓的工作。因此，我们为了帮助广大肛肠患者解除病痛和困扰，特组织中国医师协会肛肠医师分会科普专业委员会和中国医师协会医学科普分会肛肠专业委员会委员及国内知名的、权威的科普专家，结合本人多年的宝贵临床经验，编写这套《常见肛肠病就医指南丛书》。

　　本套丛书共 7 个分册，包括《痔疮就医指南》《肛裂就医指南》《肛周脓肿就医指南》《肛瘘就医指南》《便秘就医指南》《结肠炎就医指南》《结直肠癌就医指南》，是一套集临床经验和科普常识于一体的肛肠专家的智慧结晶。该套丛书以一问一答的形式，向读者介绍了肛肠疾病的表现、检查方法、诊断治疗及预防保健等方面的肛肠疾病防治知识，以通俗易懂的语言，为读者解释健康科普宣教知识。内容上兼顾科学性、权威性、知识性和趣味性，力求通俗易懂、深入浅出、图文并茂、科学实用，达到"未病早防，已病早治"的目的，努力让大多数民众看得懂、记得住。

本套丛书在编写过程中，得到了中华医学会科学普及分会主任委员、首都医科大学附属朝阳医院副院长郭树彬教授和中国医师协会肛肠医师分会会长、全军肛肠外科研究所所长高春芳教授的关心与支持，同时得到了中华医学会科学普及分会、中国医师协会肛肠医师分会及中国中医药出版社的鼎力相助。在此，一并致以衷心的感谢。

由于我们精力有限，加之时间仓促，一些疏漏、不妥之处在所难免，敬请读者提出宝贵的意见和建议，以便进一步完善。

2022 年 2 月于沈阳

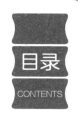

目录

CONTENTS

痔疮就医指南

痔疮就医指南

第三部分 诊断——快速诊断不耽误 073

痔疮就医指南

第四部分　治疗——科学治疗效果好　　091

痔疮就医指南

痔疮就医指南

第五部分　保健——康复保健很重要　　　219

痔疮就医指南

痔疮就医指南

第一部分

症状——有了症状快就医

1. 痔疮患者出现什么信号时需要就医?

痔疮患者出现以下情况应该去医院就诊。①大便出血:可将粪便或卫生纸染红;②痔核脱出:便后肛内肿物脱出;③排便时疼痛或触

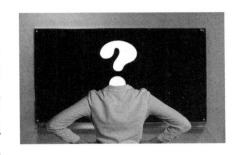

痛;④肛门周围疼痛性肿胀或有肿块;⑤肛门瘙痒。即使自己认为患有痔疮,但第一次出血时,还是应该去正规医院检查。当出现慢性肛门出血(每周或每天出现),或出血量较以往多时,也应该去医院确诊治疗。肠息肉、结肠炎、结直肠癌皆可引起大便出血,必须进行准确诊断。

2. 痔疮有什么症状?

(1)无痛性便血和痔核脱出是内痔的主要症状。肛缘突起是外痔的主要症状。混合痔常兼具内痔和外痔的症状。

(2)间断性便后出血、颜色鲜红,是内痔或混合痔常见的症状,一般无疼痛。轻者多为便后卫生纸上带血或滴血,

重者则为喷射状出血，便血数日后常可自行停止。若长期反复便血，可出现贫血。外痔一般不会引起出血。

（3）肛缘突起（肛门口肉球）是外痔的主要症状。当内痔、混合痔脱出嵌顿或外痔感染，出现水肿、坏死时，也常导致剧烈的疼痛。无论是内痔还是外痔，都可能发生血栓。出现血栓后可引起肛门坠痛。

3. 内痔有什么症状？

内痔初起时症状不明显，仅在体格检查时才被发现。但随着痔核逐渐增大，症状会逐渐加重。内痔常见的症状如下。

（1）大便出血：排便时或便后出血，色鲜红，血液往往与大便不相混合。有时粪便表面附有少量血液，或将手纸染红，有时为滴血或射血。由于粪便擦破黏膜，或因排便时过于用力，血管内压力增高，以致曲张静脉血管破裂，排便时则有喷射状出血。长期反复出血，或多次大量出血者，还可引起头晕、乏力等贫血症状。

（2）痔核脱出：由于痔核体积增大，排便时受到粪便的挤压，使其逐渐脱出肛外。有时是 1 ～ 2 个痔核脱出，有时是全部痔核并带有直肠黏膜一起脱出。最初仅在排便时脱出，便后能自行复位。症状较重者，脱出后需用手推回或卧床休息方能复位。症状更严重者，除排便时脱出外，凡用力、行走、咳嗽、打喷嚏、下蹲等都可能脱出。脱出的痔核极易感染，常因发炎、水肿而发生嵌顿，难以回纳。

（3）肛门疼痛：单纯内痔一般无疼痛，有时仅感觉肛门部坠胀或排便困难。如有发炎肿胀、水肿，痔内有血栓形成或嵌顿，则有疼痛。如脱出未及时复位，则疼痛加重。如发生嵌顿，有溃烂坏死，引起肛缘发炎水肿，则疼痛剧烈，患者坐卧不安。

（4）黏液流出：痔核反复脱出，引起肛门括约肌松弛，可出现分泌物从肛内流出。重者痔核常脱出肛外，痔黏膜受刺激可分泌黏液，污染内裤，患者极不方便。

（5）肛门瘙痒：因分泌物或脱出的痔核刺激肛周皮肤，使肛门周围潮湿不洁，发生湿疹和瘙痒。

4. 外痔有什么症状？

（1）结缔组织外痔：最常见。肛门口有突出的肉疙瘩，也称皮垂或皮赘。结缔组织外痔如无炎症发生，患者仅觉局部有异物感或排便后肛门部不易清洁，常有少量分泌物和粪便积存，刺激肛门部皮肤，可发生湿疹和瘙痒。如有发炎，则感疼痛，坐立及行走不便。初起只是皱襞肿大，中间有粪便和分泌物积存，皮肤呈暗红色。因反复的炎症刺激，肛门外皮肤有突起，质软，色如肤，常在肛门后中线上，也有时在肛门前方或两侧。

（2）血栓性外痔：排便或用力后，在肛门缘皮下忽然出现一圆形或椭圆形肿块，患者感觉异常疼痛，活动或排便时疼痛加重。因括约肌痉挛，感觉直肠下部、肛门有异物感，妨碍行走，坐卧不安。肿块表面颜色呈暗紫色，有时呈紫红色，稍硬，触痛明显。有时经 2～3 天血块逐渐吸收，疼痛减轻，可以自愈。重者，血栓逐渐变大，需进行手术治疗。

（3）静脉曲张性外痔：发病缓慢，初起只感觉肛门部肿胀不适，排便时肿胀加重，若便后肿物不缩小，可致周围组织水肿而引起疼痛。肿胀感排便时增大，恢复正常体位后症状可有不同程度的减轻或消失。检查可见肛管前后或围绕肛门有肿块隆起，表面覆以皮肤，皮下有扩大曲张的静脉丛。

（4）炎性外痔：是在结缔组织外痔、静脉曲张性外痔的基础上发炎后引起，也可见于血栓外痔的急性炎症期。患者自觉肛门部灼痛、湿痒，便后或活动过多后症状加重。肛缘皮肤皱襞突起如水疱样，表面光亮，肿胀、疼痛明显。检查时，可见肛门皱襞充血、肿胀，并有少量分泌物。

5. 大便出血应该看什么科？

引起便血的疾病很多，比如痔疮、肛裂、直肠息肉、溃疡性结肠炎、结直肠肿瘤等，需要到医院进一步检查方能确诊，建议先挂肛肠 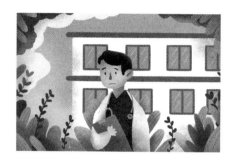 科的号。肛肠科的称谓沿用了我国中医肛肠疾病的概念。西医外科称之为肛肠外科（或者结直肠肛门外科），属普通外科的分支。近些年来，肛肠科逐渐脱离普通外科，形成了一个独立、专业的学科。

6. 什么情况下应该看肛肠科医生？

肛肠疾病十分复杂，临床症状也较多，但有下列症状之一者建议到正规医院肛肠科看病：如大便出血、大便肿物脱出、肛门周围肿物、肛缘皮赘、肛门疼痛、肛门瘙痒、肛周肿痛、肛旁流脓、肛内坠胀、大便不规律、排便困难、便频、腹泻、腹痛、腹部不适或有脓血便等。

7. 为什么一般内痔不痛，而外痔疼痛？

齿状线上方发生的痔是内痔。以肛门的齿状线为界，齿状线上方是消化道黏膜，即直肠是由消化道黏膜延续而来的，受内脏神经支配，没有痛觉神经，所以内痔几乎不痛。而齿状线下方发生的痔是外痔。齿状线的下方是肛管皮肤，受肛门神经支配，有丰富的神经末梢，痛觉反应敏感。所以一般内痔不痛，而外痔疼痛。

8. 为什么一般内痔会出血，而外痔不出血？

齿状线上方是消化道黏膜，相应地，内痔表面覆盖柔软的黏膜，但干硬的粪便通过时黏膜容易破裂而出血，故内痔会出血。外痔表面覆盖的是结实的皮肤，不是黏膜，所以外痔一般不出血。

9. 不同疾病的便血情况有什么不同？

肛门出血几乎都是在排便时发生，出血情况因疾病种类和发展程度而不同。

（1）手纸带血：排便后粪便或手纸带有少量红色血液时，可能是内痔初期或者肛裂。内痔的特点是肛门不痛，而肛裂伴随肛门疼痛。

（2）便时滴血：排便时便器里有鲜红的血滴滴入时，应考虑是内痔病情发展了。

（3）猛烈出血：排便时喷射状出血，可能为更严重的内痔。便器都被染红了，虽然看起来出血量很大，但能马上自然止住。出血部位在直肠，所以不感觉痛。如果继续忍耐，由于出血量增多可能会造成贫血。

（4）排便混血：粪便表面带有鲜血时，可以考虑为痔核或者肛裂出血。如果血混在粪便里，而且血液发黏发黑时，需考虑为大肠等消化道出血或肿瘤出血的可能。

10. 外痔急性期为什么会剧痛？

有的外痔会出现明显疼痛，而且肛门周围会突然肿起，出现伴随着剧痛的血栓性外痔或炎性外痔。

血栓性外痔是指在肛门周围的血管上出现血栓，形成硬疙瘩一样的东西。有时也会出现皮肤破裂导致出血的现象。从未得过痔疮的人，也可能由于排便时憋气使劲、长时间保持同一姿势、着凉等原因造成肛门负担加重，导致突然发病。

　　炎性外痔是肛门处隆起的皮肤感染发炎后充血肿胀的一种疾病,可出现肛门肿物隆起、红肿疼痛,排便时加重。

　　血栓性外痔和炎性外痔都属于痔疮的急性期。由于剧痛,连坐立、行走甚至排便都很困难。

11. 痔疮为什么会引起排便不尽或便秘?

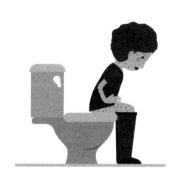

　　痔疮发展到一定程度会导致内脱肛(即直肠黏膜内脱垂),直肠黏膜松弛脱垂会出现排便不尽、残便感,患者常因此而反复排便,从而会加重痔核脱出,两者相互影响形成恶性循环,久而久之会引起便秘。

12. 痔疮加重时可能出现哪些症状?

　　(1)继发性贫血:痔疮严重时可表现为喷射状出血,久而久之,患者出现贫血相关症状,如面色苍白、头晕目眩、疲乏无力等。

（2）嵌顿痔：痔疮晚期痔体增大，痔核逐渐与肌层分离，排粪时被推出肛门外。轻者只在大便时脱垂，便后可自行回复。严重者稍加腹压，痔核即脱出肛外，如咳嗽、行走等腹压稍增加时，痔核脱出不能回缩，不仅严重影响正常的工作和生活，还可能引起痔核水肿、嵌顿甚至坏死。

（3）肛门瘙痒：晚期内痔痔核脱垂及肛门括约肌松弛，常有分泌物流出，由于分泌物刺激肛门周围，往往有瘙痒不适的感觉，令人非常难受。如得不到有效治疗，可继发肛周湿疹。严重的时候甚至偶有蔓延至臀部、会阴及外阴部，局部可出现红疹、红斑、糜烂、渗出、结痂、脱屑。肛门周围皮肤增厚，颜色灰白或暗红、粗糙，以致发生皲裂、渗出、瘙痒，往往反复发作，病程迁延。

13. 痔疮发展到一定程度为什么会出现肛门瘙痒？

痔疮初发时大多为单发，但随着病情的进展，可出现多个痔核脱出，最终导致肛门外翻的状态，从外面看就像盛开的月季花或菊花，严重的可有直肠黏膜组织外露，都被翻到肛门外，呈翻花状，类似于"脱肛"。虽然不痛，但最为烦恼的是容易污染内裤。正常情况下，肛门括约肌保护肛门，连一滴水都不渗漏，但此时却不能很好地将脱出肛门外的痔核

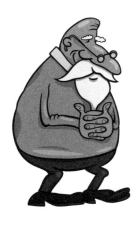

翻回去。直肠内污物就一点一点地流到外面，肛周总是潮湿的。另外，因痔核反复脱出，肛门松弛，就连打个喷嚏，粪便都会排出。因痔核长期脱出在肛门外，排便后，肛门部难以清洁，痔核表面附有肠液，这些都会刺激肛周皮肤，容易形成斑疹和湿疹，从而出现肛门瘙痒。

14. 为什么老年人痔核容易脱出？

老年人因为肛门部肌肉松弛，随着年龄的增长，痔疮会越加严重，加上肛门本身的关闭功能也退化，所以痔核容易脱出。咳嗽等动作使腹压增加时，痔核脱出很常见，许多人就连长时间走路也会出现痔核脱出的情况。

15. 同样是痔疮，为什么有的人痛，有的人不痛？

根据痔疮发生部位的不同，可分为外痔、内痔、混合痔三种。齿状线下方的痔下静脉丛所产生之痔核称为外痔；而齿状线上方的痔上静脉丛所产生之痔核称为内痔；两者皆有之，则称为混合痔。

外痔核的发生部位几乎都在肛门的边缘处，但也有生长在肛门内侧肛管里，从外面看不见的地方，但一定是在齿状线以下，因为齿状线是划分内外痔的一条标准界线，在齿状线以上的就是内痔，齿状线以下的就是外痔。外痔一般都有疼痛感，而内痔则一般不痛，这是因为外痔核发生在痛觉神经聚集的肛门上皮部，而内痔核则生长在没有痛觉神经的直肠末端。

外痔一般不会出血，但偶尔也会因为摩擦、损伤、破裂而出血，由于破裂会有疼痛；而内痔则是以无痛性便血为主要症状，即使内痔核破裂也不会有疼痛。内痔核生长在没有痛觉神经的地方，因此患内痔是不应该有疼痛感觉的，但如果内痔发展到了会脱出的程度，当由于某些原因痔核脱出肛门后不能及时回复到肛门里面，卡在肛门口，缺血坏死，则会导致剧烈疼痛。因此，如果患者得的是内痔，一般是不痛的；如果得的是炎性外痔或血栓性外痔，则多有疼痛。

16. 肛门有"肉球"该怎么办？

肛门"肉球"可能是外痔，也可能伴有内痔，可根据"肉球"个数、皮肤颜色、硬度、有无疼痛来综合判断。外痔根据发病机理不同，主要分为结缔组织性外痔、静脉曲张性外痔、炎性外痔和血栓性外痔四种，需要做肛门镜检查才能确诊。肛门有"肉球"者平时多吃蔬菜、水果，不要吃辛辣食物，养成定时排便习惯，保持大便通畅，避免腹泻及便秘，以免刺激外痔发炎、水肿、疼痛。大便后清洗肛门，要根据临床情况，可以先用外治法进行坐浴敷药。如果情况不能缓解，影响正常工作和生活就需要进行手术治疗。

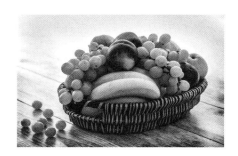

17. 正常人的排便次数是多少呢？

一般成人排便次数为每日 1 ~ 2 次，也有人两天 1 次或三天 1 次，只要没有排便障碍，大便成形，那么，对这个人来说就是生理上的正常状态。

18. 早晨起床和早餐后排两次大便正常吗？

一般情况下，早晨起床后去厕所，并且早餐后再次去厕所属于正常情况，不属于便频。早晨起床后大便是由于体位反射形成的，而早餐后排大便是胃肠反射所形成的。

19. 为什么说"十男九痔，十女十痔"？

1977 年，有研究者对全国 18 个省、市、自治区 57292 人进行普查，发现肛肠病总发病率为 59%，女性发病率为 67%，男性为 53.9%，女性比男性发病率高出 13.1%。据我国 2000 年流行病学分析 4801 例肛门直肠疾病中，痔就占有 3888 例（80.9%）。其中内痔占 64%，外痔占 14%，混合痔占 22%。

女性在生活中，其盆腔脏器受压迫和血流受阻的机会较多，不断造成盆腔器官的充血和瘀血，影响到肛管直肠的血液循环；直肠受到压迫，使粪便通过受阻，排便不畅。此外，女性直肠前突较多、便秘严重，这些都是诱发肛肠病的因素。

月经期和妊娠期更能使肛门负担加重，有些女性在这两个时期会出现排便困难或间隔时间长，每 2 ~ 3 天或更长时间排便一次。在妊娠后期，胎儿增大压迫直肠，不仅有排便困难，而且会使直肠肛门静脉血液回流发生障碍，导致痔静脉丛淤血扩张。

产褥期肛肠病发病机会也较高。产妇分娩后，由于腹腔空虚，便意感变得迟钝，加上腹壁松弛、活动减少，排便无力和排便困难的症状增多，常可数日不排便。分娩时会阴部的用力和撕裂伤也易导致肛管上皮破裂。

更年期女性由于内分泌和神经功能失调，全身肌肉松弛无力，与肛门功能有关的组织，如括约肌、肛提肌和耻骨直肠肌也变得无力，导致肛门肛管功能下降，诱发各种肛肠病。

必须指出，发病率高并不等于就诊率高，在肛肠科门诊中，有些女性患者存有害羞心态，惧怕男医生检查治疗。故常忍耐着自己的肛肠病，多年不去医院检查。这是一种很不负责任的行为，因为如果你的便血系恶性肿瘤所致，那就悔之晚矣。

20. 痔疮长期不治疗会变成癌症吗？

痔疮一般不会癌变，但要警惕痔疮会掩盖恶性疾病的症状。因为便血作为癌症的警告信号已众所周知，所以，不少痔疮便血患者担心自己会不会恶变成肠癌。这种思想顾虑是可以理解的，但缺乏科学根据。迄今为止，国内外都没有报道过痔疮癌变的病例，而且在肛管直肠癌的病因中也没有把痔疮包括在内。一般来讲，痔疮不会癌变，但痔疮可以掩盖直肠癌。对于45岁以上的中年人，如果出现大量便血，在检查后又不能用痔疮来解释这个情况，必须警惕肛门直肠癌的可能性。

总之，凡便血患者，特别是有排便习惯改变、排便进行性困难者，一定要抓紧就医，不能疏忽，特别是直肠指诊，以免肿瘤漏诊、误诊，延误治疗时机。

21. 痔疮便血有哪些特点?

痔疮便血特点是无痛性便血。早期多为大便带血，色鲜红，量较少，继而出现便后滴血。重者为喷射状出血，色鲜红，量较大，可染红马桶或便池。

22. 直肠癌便血有哪些特点?

直肠癌便血特点为间歇性便血，多伴有大便习惯改变。早期仅有少量血液黏附于粪便表面，呈鲜红色或暗红色，出血量多少不定，且不一定每次大便时都便血，因而多不被引起重视，往往被误认为内痔、肛裂等疾病而不来就医。但是，直肠癌不断发展，症状会逐渐加重。除便血外，患者大便时会有白色或黄色的黏液排出，与血液相混，即形成所谓"脓血便"。患者的大便习惯会发生明显变化，在患病之前大便正常并很有规律，发病后排便失去规律，如排便次数、时间、数量等均会发生改变，或长期腹泻，或便秘与腹泻交替出现，排便后总有一种大便未解干净的下坠感（又称为"里急后重"）。到了疾病的晚期，患者会有腹痛、消瘦、无力，排便时会出现便条变细或有沟痕，会阴部或骶尾部疼痛，肿瘤破溃会造成直肠大量出血，患者每日可频繁地排出血便，有时一次可排出 200mL 以上。由于排便次数增多，可使患者日夜难眠，不思饮食，患者情况很差，有时呈现恶病质状态。

23. 痔疮可以自愈吗？

痔疮如在初期没有得到及时治疗或失治，任其发展，就会逐渐发展到第二期、第三期甚至第四期，带来更为严重的后果，建议患者若出现痔疮症状时应尽快就医，由专业肛肠科医生根据病情制定准确的治疗方案。痔疮一般只能通过各种手段缓解，即使做了手术，如果不注意自己的生活习惯，痔疮仍然会复发。

24. 直肠癌与痔疮是一回事吗？

直肠癌和痔疮是肛肠疾病中的常见病、多发病，二者虽是不同性质的疾病，但又可以同时存在。前者是一种严重危害人体健康的常见恶性肿瘤，后者是一种常见的肛肠良性疾病。据调查，目前我国直肠癌发病率呈上升趋势，其中有一部分人因同时患有痔疮而延误了直肠癌诊治。

应当强调，凡大便带血伴有大便规律改变者，特别是男性45岁、女性40岁以上者，都应高度警惕发生直肠癌的可能，一定要进行肠镜检查，排除肠道恶性肿瘤。一旦发现大便出血，就应及

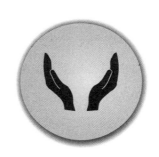

早就医，进行全面系统的下消化道检查，即使已经明确有痔疮存在，也要请专科医生进行直肠指诊，必要时行纤维结肠镜检查，以防漏诊、误诊。此项检查是诊断直肠癌的一种最简单、最可靠的检查方法，可使绝大多数直肠癌患者得到早期诊断及治疗。

25. 痔疮的便血和直肠癌的便血有什么不同？

痔疮和直肠癌的早期症状基本相似，痔疮和直肠癌都会有便血，但是便血也是有区别的，要学会鉴别。

痔疮便血是在排便的时候，大便擦伤患处，血一般是大

便后滴下，呈滴血或喷血，色鲜红，无疼痛，不与大便相混合，没有黏液。用手能触摸到内部有一些柔软、凸起的小肉球。

而直肠癌的便血是伴有黏液的，严重时有脓血便，色暗紫，并且大便次数增多，还伴有里急后重的感觉，肛门有下坠感，有便意，想便时蹲厕后又无便感或排得很少。把手指伸进肛门，如果感觉肠内有菜花样的硬块或有边缘隆起中央凹陷的溃疡，而且觉得里面非常狭窄，只能容得下一根手指，检查之后，发现指套上沾有血液、脓液和黏液，这种情况可能就是直肠癌了。

26. 直肠脱垂和痔疮脱出是一回事吗？

很多人把直肠脱垂和痔疮脱出混淆，但这是两个完全不同的疾病，处理也不同。直肠脱垂是指肛管、直肠甚至乙状结肠下端肠壁黏膜或肠壁全层向下移位，翻出肛门外。脱出物肠管多呈半球形、圆锥形、圆柱形，可见以直肠腔为中心的环状沟。此多见于 1 ~ 3 岁的小儿和老人，尤其是老年女性。而痔疮脱出是指肛垫的病理性肥大、移位，出现痔核脱出、大便出血等临床症状。脱出物痔核多呈菜花状或翻花状，可见痔核之间界限。痔疮脱出在任何年龄皆可发病，但以 20 ~ 40

岁为最多。

27. 平时没有痔疮，为什么突然就有了？

痔疮一般是症状反复发作逐渐加重的，但有些人平时好好的，突然就有痔疮了，是怎么回事？

平时不显山露水、没有症状、突然出现的痔疮大多因为便秘或腹泻后，突然出现便血、痔核脱出；当熬夜、劳累、排便困难时，内痔充血脱出嵌顿不能回纳，进一步水肿而增大，故感觉为突然出现。还有就是外痔血管破损后皮下出血，形成血栓性外痔，也是短时间内形成的。人体对血栓不能吸收，只能机化，肿物会逐渐变硬，经过摩擦而出现破溃。

28. 肛门口长了疙瘩，一定是痔疮吗？

肛门口长疙瘩，大多是痔疮，但也有不是痔疮的情况，应加以鉴别。

①直肠息肉带有长蒂，大便时随之脱出肛门外，患者会以为是痔疮。②肛乳头瘤一般为长条形或悬珠状，表面光滑，摸起来感觉较硬，一般不会有出血和疼痛，缓慢增大，但不会时大时小。③肛周尖锐湿疣，尤其是长在肛门内和肛

门口的，疣肿物初始是散在的针尖状或者米粒状丘疹，逐渐融合成片状，表面为菜花状或乳头状，有的增长蔓延较快。④肛周脓肿有时也会被误认为痔疮，用了痔疮药没有效果，来医院检查才发现是肛周脓肿，肛周脓肿一般发作突然，肿胀疼痛明显，医院肛周彩超可明确诊断。⑤肛门恶性肿瘤比如黑色素瘤，也容易被认为是痔疮而被患者忽视。其表现为黑痣突然出现或迅速长大，色泽不断加深，四周出现彗星状小瘤或色素环。

29. 肛门疼痛是不是得了痔疮?

导致肛门疼痛的原因很多，有的是痔疮，有的不是痔疮，应加以区别。

（1）血栓性外痔主要是患者突觉肛缘出现一肿块，由于血块将肛门皮肤与皮下组织分开，引起剧痛，行走不便，坐立不安，疼痛在发病后 48 小时最剧烈，数日后疼痛减轻，肿块变软，逐渐消散。

（2）痔疮嵌顿（嵌顿痔）是由于内痔脱出嵌顿后，血液回流受阻，痔核水肿，疼痛性质为持续性坠胀痛、烧灼痛。

（3）肛裂所致的肛门疼痛，其性质为周期性撕裂样疼痛，排粪时，干燥粪便撑裂肛门后，粪块刺激溃疡面的神经末梢，患者会立刻感到肛门的灼痛，但便后数分钟疼痛缓解，此期称疼痛间歇期。以后因内括约肌痉挛，又产生剧痛，此期可持续半小时至数小时，使患者坐立不安，很难忍受，直至括约肌疲劳后，肌肉松弛，疼痛缓解。但再次排便时又发生疼痛，以上临床称为肛裂疼痛周期。疼痛还可放射到会阴部、臀部、大腿内侧或骶尾部。

（4）肛周脓肿所致疼痛为肛周持续性肿胀憋痛，受压或咳嗽时加重，行走不便，坐卧不安，有时放射到腰骶部、会阴部，多影响排尿。

（5）肛管直肠癌所致疼痛为骶部、会阴部的持续性剧痛，并牵涉下腹部、腰部及大腿部疼痛。早期症状不明显，有不少患者早期曾按痔、痢疾等诊治而延误治疗。直肠指诊是提高直肠癌诊断率必不可少的检查方法。

30. 为什么我的痔疮和别人的症状不一样？

痔疮主要有便血、脱出和疼痛三大症状。但是不同的人患痔疮的症状也不完全相同。

有的只有便血，有的只是便后痔核脱出，有的仅仅是疼痛，有的肛门口有肉球，不痛不痒的。有的人上述两种或者两种以上症状都有。

同样是便血，也有差别。有的是手纸带血；有的是便后滴血；有的则是肛门喷血；有的是粪便表面附有少量血液。

而疼痛也各不相同，有的疼痛难忍；有的不痛不痒；有的是坠痛；感觉憋胀下坠；有的是烧灼痛，像抹了辣椒一样。

有的人痔疮就在外面；有的则是大便时脱出，便后自行回纳；有的则是什么也看不到，通过肛门镜检查才能看到。

31. 为何不能轻视少量便血？

有些疾病引起的便血量很小，用肉眼常常不能发现。而少量的消化道出血是早期结肠癌的重要临床表现，如能尽早发现便血，对确诊疾病及把握治疗的良好时机有着重要的意义。特别是 40 岁以上的人，因为这是肠道肿瘤的高发年龄段，当发现自己有便血的症状时，应尽早去医院就诊。

临床上一般以大便潜血试验来检查粪便中混有的少量血液。发现少量便血时医生会首先检查是否是肛裂引起的出血，如排除肛裂，就会进行化验、指诊、肠镜、X 线摄片等检查，以确定疾病的性质。

32. 痔疮出血为什么会头晕眼花?

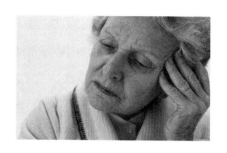

　　由于痔血管丛非常丰富，当痔疮有出血症状，尤其便血较为频繁，甚至每次排便都会出血，滴血或者是喷射性出血，出血量较大，就会导致慢性失血性贫血，贫血后就会出现头晕眼花现象，尤其是蹲下站起时最为明显。同时会有面色苍白或萎黄，口唇、眼结膜及指甲床色淡，头发干枯，精神萎靡、疲倦无力等症状。

　　出现贫血症状要积极行手术治疗。中重度贫血，首先要输血后才能进行手术治疗。

33. 大便习惯改变是怎么回事?

　　所谓大便习惯，通常指的是排便感觉、排便频率（每日排便次数）及排出粪便性质（如颜色、干稀等）。如便秘、腹泻或者二者交替，排便不尽，排便困难等。大便习惯改变常见于慢性结肠炎、肠结核、大肠肿物等疾病。排便感觉：粪便是食物经消化吸收剩余的残渣，在结肠下端形成团块，经肠蠕动进入直肠，刺激直肠黏膜的压力感受器引起便意，出现下腹胀满，会阴、肛门坠胀，这种排便感觉在粪便排出体外后随即消失。人们的这一生理活动过程是一种轻松带有喜悦感的过程，短时肛门坠胀感会瞬间消失。排便频率：正常成人每日排便 1 ~ 2 次，少数人隔日 1 次，排便每周少于两次则视为便秘。大便次数增多，一天可以从数次到数十次，视为腹泻。粪便性质：这里主要指粪块的干与稀，偶尔出现干或稀便亦属正常，往往与生活、饮食的改变或精神因素等有关。腹泻和腹胀、肛门下坠还是直肠刺激征的主要表现。

34. 什么是大便形状改变?

大便形状与原来相比发生了改变，如较原来变细、变扁、变稀、不成形或带有沟槽等。

35. 什么是大便规律改变?

大便规律改变包括大便习惯改变、大便次数改变、大便时间改变、大便形状改变等。

36. 什么是肛门直肠异物感?

肛门直肠异物感是指咽下的异物包括导管、鸡骨、鱼刺，胆石或者粪石等停留在肛门直肠交界处，给患者带来的感觉。这可以是肛门确实有此物，也可以是肛门没有异物而仅是感觉有异物。

37. 当出现哪些症状时需考虑患了痔疮?

①便血：是内痔最常见的早期症状，起初多为无痛性鲜红便血，不与大便相混，可表现为手纸带血、滴血甚至喷血，便后出血停止，饮酒、疲劳、进食辛辣

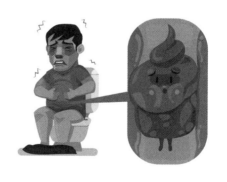

油腻食物、便秘等常使便血加重，严重者可继发贫血。②脱出：随着痔核增大，便后痔核可脱出肛门外，不及时回纳则可致内痔嵌顿。③肛周潮湿，瘙痒：痔核反复脱出，肛门括约肌松弛，大肠分泌物溢出可有潮湿感，长期刺激肛周皮肤

可致肛周瘙痒。④疼痛：脱出的内痔发生嵌顿、黏膜水肿，甚至糜烂，可有剧烈疼痛。⑤便秘：常因出血而人为控制排便，引起习惯性便秘，干硬的大便又可损伤内痔黏膜而出血，加重内痔。外痔常自觉肛门坠胀、疼痛、有异物感。

38. 成年男性、女性的肛门形态是一样的吗？

成年男性、女性肛门外形是不一样的。男性肛门呈椭圆形，纵裂状，女性肛门呈圆形，星芒状。在临床工作中，男女肛门外形的差异并没有明显的生理意义。

39. 什么是肛垫？

正常人在肛管和直肠末端的黏膜下有一特殊组织结构，称为肛管血管衬垫，简称肛垫。肛垫自胎儿时即已形成，属出生后就存在的正常解剖现象。肛垫由血管、结缔组织、平滑肌三部分共同组成，好像心脏的"三尖瓣"，呈右前、右后及左侧位排列。正常情况下肛垫疏松地附着在肛管肌壁上，排便时主要受到向下的压力，被推向下。排便后，借其自身的纤维回缩作用，缩回肛管内。

40.肛垫有什么作用?

肛垫发挥着精细控便的作用,是对人体有益的组织结构,不应轻易切除或破坏,否则可能会导致肛门漏气、漏便,尤其是对部分肛门括约肌已经比较松弛的老年患者,其具有协助肛门的正常闭合、节制排便、调节肛门精细功能的作用,犹如水龙头垫圈的作用一般。正常情况下,肛垫疏松地附着在直肠肛管肌壁上,排便时受腹压作用被推向下,排便完后借助其自身的收缩功能,缩回到肛管内。当肛垫发生充血、肥大、松弛和断裂后,其弹性回缩作用减弱,从而逐渐下移、脱垂,并导致静脉丛瘀血和曲张,久而久之即形成痔。当肛垫松弛、肥大、出血或脱垂时,即产生痔的症状。

41.痔疮与肛垫有什么关系?

目前认为,痔疮是肛垫(肛门血管垫)病理性肥大、移位及肛周皮下血管丛血液淤积形成的团块,俗称"痔核"。肛垫是人体的正常解剖结构,人人都有,由血管、平滑肌、弹性纤维和结缔组织等黏膜下层组织构成,宛如心脏三尖瓣一样，可以保证肛管的正常闭合。肛垫的作用相当于水龙头中的橡皮垫圈，有调节肛门精细功能、闭合肛门、控制排便的作用。痔疮常有便血、脱出和皮赘三大表现。当肛垫出现病理性肥大，发生移位时，出现大便出血、痔核脱出、肛门疼痛的症状时就叫痔疮。痔疮分为内痔、外痔、混合痔三种，当混合痔发展到一定程度时，可发展成环形痔。

42. 肛裂和痔疮都有便血，它们是一回事吗？

二者不是一回事。二者虽都有便血，但肛裂是齿状线下肛管皮肤层裂伤后形成的梭形或椭圆形小溃疡。其发病率仅次于痔疮，居肛肠病发病率第二位，多发于青壮年，老人和儿童较少，男多于女。绝大多数肛裂位于肛管的后正中线上，也可在前正中线上，侧方出现肛裂极少。肛裂常表现为便后周期性剧痛、便血，平素有大便干结等症状。肛管裂口、哨兵痔和肛乳头肥大常同时存在，称为"肛裂三联症"。肛裂具有病变最小、痛苦最大、诊断最易、治法最多四大特点。而痔疮便血是无痛性便血，血色鲜艳。

43. 肛周脓肿和痔疮都有疼痛，它们是一回事吗？

大多数人将肛周脓肿误认为痔疮，但二者不是一回事。肛周脓肿是肛门直肠周围脓肿的简称，中医称为"肛痈"，是指肛门直肠周围软组织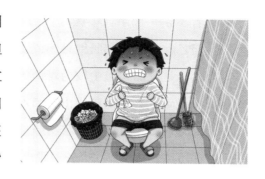内或其周围间隙内发生的急性化脓性感染，并形成脓肿，绝大部分由肛腺感染引起，脓肿自行破溃或切开排脓后常形成肛瘘。多数人肛门周围突然疼痛剧烈，阵发性加剧，坐卧不安，大便秘结，排尿不畅，肛周局部皮肤红肿、发热，延误治疗往往病情加重。而炎性外痔和血栓性外痔都属于痔疮的急性发作期，多发生在肛门口，炎性外痔是肛门处隆起的皮肤感染发炎后充血肿胀的一种疾病，可出现肛门肿物隆起，水肿光亮疼痛，但无发热，排便时加重。由于剧痛，患者连坐立、行走甚至排便都很困难。

44. 直肠脱垂和痔疮是一回事吗?

二者不是一回事。中医称直肠脱垂为脱肛,是指肛管、直肠甚至乙状结肠下端肠壁黏膜或肠壁全层向下移位而翻到肛门外面,是肛肠疾患中较为难治的疾病。其包括不完全脱垂和完全脱垂。只有黏膜脱出称为不完全脱垂;直肠全层脱出称为完全脱垂。直肠、乙状结肠都可以通过肛门完全翻出来,有些可以长达 10 ~ 20cm。脱出物多呈圆锥形或圆柱形,无便血。直肠脱垂多发于小儿、老人及体弱营养不良的重体力劳动的青壮年,女性多于男性,常伴有大便失禁。而痔疮脱出多呈菜花状,多有大便出血。

45. 有便血就是得了痔疮吗?

便血是痔疮的主要症状,但有便血不一定就是得了痔疮。如肛裂、溃疡性结肠炎、结直肠肿瘤、损伤、血管病变等都是导致便血的常见原因。某些急性传染病、肠道寄生虫病、血液及造血系统疾病及维生素缺乏等全身性疾病,也可影响消化道,引起便血。临床上有不少将肠癌自认为是痔疮而延误诊治的例子,或仅仅因为痔疮的便血而忧心忡忡,从而影响工作和生活的人。所以，了解痔疮便血的基本特点，有助于对疾病的早期自我诊断。

排便时粪便擦破痔核黏膜表面，并损伤黏膜下血管，或排便过于用力，血管内压力增高，以致曲张静脉血管破裂，均可引起便血。痔疮的便血可发生于排便的全过程，但多数在排便后出现，血色鲜红。极少数情况下，可因出血量较多，血液在肠腔内潴留，排出时可呈暗红色或有血块。从出血的方式看，量少者，仅粪便带血丝或手纸染血；量多者，则可见滴血或喷射状出血。

46. 肛门疼痛是得了痔疮吗？

导致肛门疼痛的原因很多，不一定都是痔疮，有可能是血栓性外痔、炎性外痔、嵌顿性痔，也有可能是肛裂、肛周脓肿、肛瘘、肛窦炎、直肠癌、肛乳头肥大、肛门直肠异物，还有可能是肛门直肠神经官能症，应注意区别。常见的原因可能有以下几种：①痔疮如果形成血栓或发炎水肿，或脱出肛门时间比较长，嵌顿形成坏死，也会导致疼痛。②如果是肛裂，长期的大便干结容易损伤肛管周围的皮肤而导致疼痛，所以大便时会导致肛门内括约肌痉挛、收缩，从而引起"刀割样"疼痛。③可能是肛腺感染以后，沿着肛管向肛周皮肤蔓延，从而形成肛周脓肿，也会引起肛周剧烈的疼痛。④肛瘘急性发作，当外口暂时封闭，污染物不断进入，脓汁阻塞，局部会出现疼痛剧烈。⑤肛窦炎疼痛，常有肛管内灼热、刺痛、撕裂痛，排便时症状加重，肛门发胀、有下坠感。⑥如果有异物侵入、久坐工作、受击打等，有时候会导致肛门疼痛。⑦如果大量饮酒或者大量进食辣椒等刺激性食物后，会导致肛门周围瘙痒不适，还会刺激痔静脉团，从而引起充血性疼痛。⑧肛门直肠神经官能症患者往往伴有精神紧张、情绪焦虑等精神症状。所以，肛门疼痛的原因很多，建议还是到专科医院完善检查，明确诊断后给予及时的治疗。

47. 肛门坠胀是得了痔疮吗?

肛门坠胀不一定是得了痔疮。很多疾病都可以出现肛门坠胀症状，比如痔疮、肛乳头肥大、直肠炎、肛窦炎、直肠癌等疾病。痔疮是可以引起肛门坠胀不适感觉的，因为人类是直立行走，由于重力的原因，有痔疮后就会不可避免地往下坠，患者会有肛门轻微坠胀的感觉，但是都不会很剧烈。患者还需要进一步检查，比如做个肛门指诊、肛门镜检查，甚至可以做个结肠镜检查来明确诊断。

48. 肛门瘙痒是得了痔疮吗?

导致肛门瘙痒的原因很多,不一定是因为患有痔疮,其原因常见的有以下几种:①如果患者有痔疮,长期便秘,腹压增加,会导致痔核反复脱出肛门,有时会分泌黏液,粪便溢出,从而肛周皮肤导致瘙痒,所以患有痔疮后如果没有及时治疗,有时会导致肛门瘙痒。②如果患有肛瘘,由于肛瘘外口脓性分泌物刺激肛门周围皮肤,可以引起局部皮肤瘙痒,严重者皮肤发生湿疹样改变。③直肠脱垂也可引起肛门瘙痒。因肠管反复翻出肛门外,黏液分泌增多,粪便污染,可继发肛门部皮肤病变,引起肛门瘙痒。④如肛门括约肌比较松弛,粪便容易沾污肛门周围的皮肤,局部受到刺激也会引起瘙痒。⑤如果服用一些药品,比如奎尼丁、秋水仙碱会导致急性的肛门瘙痒,有时穿人造纤维或者进食海产品也能导致肛门瘙痒。所以导致肛门瘙痒的原因很多,不一定是得了痔疮。

49. 痔疮的发病率如何?

痔疮作为一种常见病,历来有"十人九痔"之说。流行病学资料显示，世界范围内痔的发病率达 49.14%，随着年龄的增长发病率逐渐增高。痔是西方社会最常见的疾病之一。它可发生于任何年龄，两性均可罹患。据推测，在 50 岁以上的人群中，至少有 50% 的个体曾出现过与痔相关的症状。Johanson 报道，痔的发病率在美国为 4.4% ~ 5%。也有文献报道，痔在非洲地区相对罕见。我国流行病学统计资料显示，痔的发病率为 49.1%，这与世界范围内痔的发病率基本相符合。我国 2000 年肛门直肠疾病调查 4801 例，其中患痔 3888 例，占 80.90%，是肛肠科门诊量的第一位，是肛肠科代表性疾病。痔疮在任何年龄皆可发病，但以 20 ~ 40 岁为最多。女性占 67%，男性占 53.9%。

50. 人为什么会得痔疮？

（1）解剖因素：肛门直肠位于人体的最低部，人又常处于直立状态，肛门相对于心脏位置较低，由于重力的关系，肛门直肠部位的血液回流到心脏比较困难，容易形成痔疮。

（2）饮食因素：过食辛辣刺激食物、暴饮暴食、饱饥不均都容易导致痔疮形成。

（3）职业因素：久坐、久站、久蹲工作者均易患痔疮，如营业员、理发师、交通警察、打字员、教师、作家、外科医生、翻砂工人等，发病率均较高。

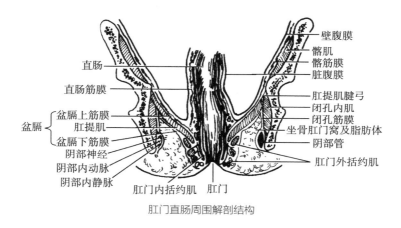

肛门直肠周围解剖结构

（4）感染因素：有人认为痔静脉丛的感染和血栓形成是形成痔疮的原因。

（5）遗传因素：有些学者认为痔疮形成可能与遗传有关。

（6）便秘和腹泻：便秘和腹泻导致痔疮已被国内外学者所公认。

（7）生育因素：80％女性痔疮的发生和加重与妊娠和分娩有关，经产妇外痔皮赘的发病率也比较高。

（8）疾病因素：凡能增加腹内压的各种慢性病，如腹部肿瘤、前列腺肥大、长期咳嗽等易形成痔疮。

51. 非直立行走的动物为什么不会得痔疮?

　　直立行走是人类进化过程中的一部分，在大自然的生物中，只有人是直立行走的高级脊椎类动物，而其他像狗、猫、猪、羊等皆为四足行走动物。直立行走的人和四足行走动物的一个很重要的区别点就是两者肛门部的血管分布和肛门的张力是不同的。

　　痔疮形成的最根本原因就是因为人的直立行走。人直立行走使得腹内器官向下压迫，造成肛门部位的气血运行不畅。所以非直立行走的动物没有类似的疾病。而直立行走的人肛门部位的特征之一是血管密集，其静脉有三条，在皮下形成叫静脉丛的网状结构，就像"毛线团"一样。肛门部血管像毛线团一样，血液在此形成涡流，流速减慢，再加上人直立行走，容易发生静脉淤血，形成痔疮。

　　大家都知道，普通静脉有防止逆流的静脉瓣，动脉血靠心脏收缩而流动，而静脉血的流动不依赖于心脏的力量，而是利用肌肉运动产生的压力，使静脉血返回心脏。这时，伴随着肌肉松弛，血液要发生逆流，而静脉瓣则可以防止逆流。肛门部的静脉没有防止血液逆流的静脉瓣，所以直立行走的人类肛门部容易发生血液淤积而形成痔疮。

52. 爱吃辛辣食物的人为什么易得痔疮?

有的人吃饭时喜欢配辣椒、生姜、葱、蒜等佐料，夏季晚上时，吃完饭后又喜欢吃宵夜——烧烤、啤酒等。喜食辛辣刺激性食物，如喜饮酒、吃辣椒，可使肛门直肠的血管充血扩张，粪便内所含水分也因血管的

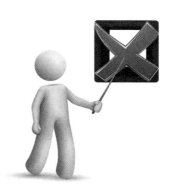

充血被吸收，使大便秘结，排便困难，腹部压力增高。另外，辛辣刺激食物可能刺激直肠黏膜而引起局部水肿，长期作用使静脉壁僵硬、弹性减退，从而导致痔疮发生。

53. 上厕所玩手机为什么易得痔疮?

因不良排便习惯而引起痔疮发生的人也不在少数。很多人觉得排便时又枯燥又臭，利用排便时看下书或玩下手机刚好打发时间。从现实来说这是个不错的方法，但却为痔疮的发生提供了温床。排便时看书或玩手机等活动，无形中分

散了排便时的注意力，导致便意迟缓或没有了便意，无形中延长了排便时间，本来很容易排出的大便需要更长的时间才能排出或长时间久蹲后也排不出来，导致肛周血管和肛垫组织因长时间受到挤压，出现血液淤积、血管曲张，诱发了痔疮。

54. 吃快餐为什么容易引发痔疮？

由于工作压力大，生活节奏加快，午餐在外吃盒饭、快餐是常事，有的人甚至一日三餐都在外面解决。这样虽然比较方便，但缺点也显而易见。很多人对辛辣食品颇有好感，有的不良小贩为了节约成本，将不新鲜的辣椒调入食品，长期的油腻、辛辣食品，不规律的饮食，过饱或过饥，再加上运动少，极易诱发痔疮，最终导致"盒饭综合征"。有的快餐饮食卫生不合格，食后容易引起腹痛、腹泻等消化道不良反应，可刺激肛门和直肠，使痔静脉丛充血，影响静脉血液回流，以致静脉壁抵抗力下降引发痔疮。

55. 妊娠女性为什么易得痔疮？

怀孕时胎儿逐渐增大，使腹压增高，下腔静脉受压加重，尤其在胎位不正时，压迫更为明显，使直肠下端、肛管的静脉回流障碍，导致痔静脉丛淤血扩张。怀孕期间，女性体内的孕激素、松弛素等激素也会大量增加，可使骨盆血管、直肠血管扩张而产生痔。分娩时会阴部努挣，可加重痔静脉的回流障碍。孕妇活动量减少，胃肠蠕动减慢，可使粪便在肠腔内停留时间延长，导致便秘，排便的困难又可加剧痔疮发作。

56. 肥胖患者为什么容易得痔疮?

慢性支气管炎、肺心病、哮喘、高血压、前列腺增生、肝硬化、肥胖患者都比较容易得痔疮。肥胖患者腹腔压力较高，痔静脉血液回流受阻，静脉淤血、扩张，久而久之，血管壁弹性减退便可形成痔疮。

57. 久坐久站的人为什么容易得痔疮?

长期坐位、站立的人容易得痔疮。从事教师、司机、文秘、机关干部等职业的人，因为长期处于上述体位会影响盆腔血流循环，造成肛周静脉淤血、扩张而形成痔疮。

58. 女性怀孕期间为什么容易得痔疮?

（1）随着孕期的增加，胎儿和子宫随之变大，增大的子宫压迫骨盆腔静脉和下腔静脉，导致痔静脉血液回流障碍。

（2）增大的子宫压迫肠管，导致排便障碍，使粪便变硬，排便用力增大。

（3）怀孕期间，女性体内的孕激素、松弛素等激素也会大量增加，孕激素等妊娠激素使盆腔血管扩张，动脉血流增加（约可增加25%），同时骨盆内的脏器组织及肛管直肠组织变脆或松弛，容易受伤或发炎。

（4）怀孕后饮食、生活习惯等发生变化，活动减少，长时间久坐，导致便秘和肛门直肠血流不畅。

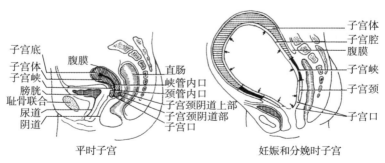

怀孕前后子宫解剖示意图

59. 女性分娩为什么容易得痔疮?

女性分娩时用尽全力,腹压急剧增加,使原有的痔疮充血水肿,体积增大,因用力被努出后,不易回纳,急性嵌顿而显著加重。分娩后,产妇活动减少,很容易导致便秘。分娩后女性身体的分泌结构会发生很大的变化,尤其是在肠道内会变得干燥和收缩,很容易发生便秘,然后引起痔疮。

不过,随着胎儿娩出、腹腔压力减小,直肠静脉回流受阻现象会缓解,痔疮症状也有可能逐渐减轻或消失。

60. 司机、售货员为什么容易得痔疮?

司机属于久坐的人。由于在解剖因素中,直肠静脉中缺少静脉瓣,因而影响血液回流;此外,肛门处于人体的下部,久坐使肛门部直接受压,静脉血液回流受阻,故易于形成痔疮。

售货员属于久站的人。由于人通常处于直立体位,肛门位置较低,可影响血液回流,在地心吸引力的作用下易于淤血而成痔疮。

据统计,司机、理发师、售货员、民警等痔疮发病率最高，为 81.7%；其次是干部，为 71.5%；工人为 70.3%；农民为 62%；军人为 32.6%；学生为 19.2%。

61. 上厕所时间长为什么容易诱发痔疮？

有些人长期如厕时间超长，询问其病史，多半患有痔疮。其长时间如厕的原因多种多样。有的是本就有便秘，排便困难，所以排便时间较长，至少 30 分钟；有的则是由排便时看报、读书或玩手机等习惯所致，无形中延长了排便时间。长时间如厕，无论蹲着或坐着，肛门部都处于身体下部，由于重力的作用，造成肛门直肠内血液循环障碍，特别是静脉血回流受阻，以致局部淤血，久而久之，痔静脉曲张成团，形成痔疮。另外，当主观上急欲排便时，往往会不顾便意是否强烈、排便动力是否足够，拼命奋力努挣，此种情况极易导致直肠、肛门和盆底肌压力骤然增大，会阴区域淤血更为严重，极易诱发痔疮或加重原有痔疮的症状。然而排便的客观效果却适得其反，大便仍然不能排出，或仅排出一点点，非常令人丧气。所以，如厕时间不可太久，应以 3 ~ 5 分钟为宜。尽量不要看手机、吸烟等，因为这会削弱大脑中枢的便意反射，使排便时间无休止地延长，乃至排便失败。当然，便秘者应抓紧治疗，不能任其发展。

62. 痔疮是良性疾病还是恶性疾病？

首先在概念上要清楚。老百姓所讲的痔疮包括所有的肛肠病，它包括痔疮、肛瘘、肛裂、肛周脓肿、肛门直肠良恶性肿瘤等。所以痔疮中既有良性疾病，也有恶性疾病。而医生所讲的痔疮就是一种疾病，即是痔。它是一种良性疾病，既不传染也没有恶性改变。

63. 大便时有拳头大小肿物脱出肛外，这是什么病？

根据病情介绍，应该考虑是直肠脱垂。该病的脱垂物一般呈圆柱状或圆锥状。直肠脱垂的诊断是不难的。

64. 老年人和儿童为什么易脱肛？

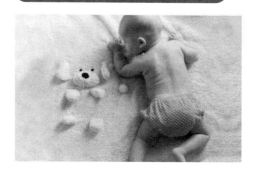

脱肛是中医的称谓，也就是西医的直肠脱垂。因为儿童骶尾骨发育尚未成熟，老年人则因为各种肌

群及韧带发生退行性改变，对直肠固定、支持、拱托作用减弱，所以容易发生脱肛。

65. 溃疡性结肠炎和痔疮是一回事吗？

溃疡性结肠炎或慢性非特异性溃疡性结肠炎简称溃结，是一种原因不明的慢性结肠炎，病变位于结肠的黏膜层，且以溃疡为主，多累及直肠和远端结肠，但可向近端扩展，以致遍及整个结肠。主要症状有腹泻、脓血便、腹痛和里急后重。病程长，病情轻重不一，常反复发作。本病常见于任何年龄段，但以 20～30 岁最多见。

66. 克罗恩病和痔疮是一回事吗？

克罗恩病是一种慢性、复发性、原因不明的肠道炎症性疾病，又称为局限性回肠炎、局限性肠炎、节段性肠炎或肉芽肿性肠炎，也就是过去常说的克隆病。该病多见于青年人，以腹痛、腹泻、肠梗阻为主要症状，且有发热、营养障碍等肠道外表现。其表现为肉芽肿性炎症病变，合并纤维化和溃疡，可侵及胃肠道的任何部分，转移的病变可侵及肠道以外，特别是皮肤。

67. 为什么将克罗恩病和慢性非特异性溃疡性结肠炎合称为炎症性肠病？

炎症性肠病原来泛指肠道的各种炎性疾病，甚至包括病原体明确的肠炎和痢疾，目前将克罗恩病和慢性非特异性溃疡性结肠炎统称为炎症性肠病（IBD）。从病理学的角度来说，这两种病似乎是两种独立的病，例如克罗恩病是一种非特异性肉芽肿性全肠壁炎，可发生于胃肠道的任何部位；而溃疡性结肠炎则是一种只限于结肠和直肠的非特异性溃疡性炎症。但事实上，由于二者具有非常相似的流行病学特点和十分接近的免疫学、遗传学背景及密切的临床相关性，因此，这两种病始终同时吸引着医生和医学研究者的注意力，并长期被作为一类有关联的疾病放在一起进行观察和研究。

68. 肠息肉是一种什么病？

肠息肉是指肠黏膜表面突出到肠腔的隆起状病变，息肉并非"肉"，而是一类异常生长的组织，包括肿瘤性和非肿瘤性两种，在没有确定病理性质前统称为息肉。其发生率随年龄增加而上升，男性多见，以结肠和直肠息肉为最多。部分可自行消失，有癌变倾向者，应及早切除。

69. 肠息肉和息肉病是一回事吗？

这二者不能混为一谈。前者大多数是指单发或多发的腺瘤性息肉，即使多发，数量也是有限的，大多可发生在直肠或乙状结肠，相对来说，恶变的机会也较少。而息肉病则完全不一样，可以说基本上均要恶变（有人报告恶变率为60%）。而且息肉之多无法计数，至少超过100枚。家族性息肉病和遗传有关，其息肉可遍及全大肠，有时有成串的息肉可伴着直肠黏膜从肛门脱出。

息肉病的临床表现要比肠息肉严重得多，前者有明确的家族史，而后者一般没有家族史。家族性腺瘤性息肉病常作为癌前病变来看待，常在发病后 20 ~ 30 年发生结直肠癌。如果对本病不予治疗，患者又活到足够年龄的话，最后会有 1 个或几个息肉 100% 发生癌变。

70. 肠癌和痔疮是一回事吗？

对于肠道部位的恶性肿瘤，多考虑是由于各种原因致使患者肠壁的细胞发生恶变，而表现为患者肠管部位的隆起性病变，或者是溃疡性病变。这种情况下部分患者会表现出大便中带血的情况，以及部分患者出现不明原因的肠梗阻。此时患者进行肠镜检查，多可发现上述病变。必要的情况下，需要取部分活组织予以病理检查，判断病变的性质。如果诊断为恶性肿瘤，建议患者考虑进行外科手术治疗。患者在手术治疗之后，还要定期地予以复查，必要的情况下考虑进行全身的 PET-CT 检查。

71. 患有痔疮是否一定会有肛门疼痛?

痔疮不一定会表现为肛门疼痛。内痔的特征是出血，血色鲜红，滴血或射血，无疼痛，有异物感。在内痔出血的中期，排便时痔核会从肛门中脱出，排便后痔核会恢复到原来的位置。在内痔的晚期，大便后痔核在肛门之外，不能自行回复到原来的位置，需要用手推回去。此外，咳嗽和走路也会导致痔疮从肛门脱出。分泌物刺激肛门，导致肛门潮湿和发痒。如果痔疮在脱垂后没有及时回复，就会出现肿胀和疼痛，并会发生坏死。外痔发炎或形成血栓时会出现剧烈疼痛。

72. 春节过后为什么是肛肠病高发期？

肛肠病是指发生在肛门与直肠上的各种疾病，最常见的是各类痔疮、肛周脓肿、肛瘘和肛裂等。

春节过后肛肠疾病高发的主要原因与饮食不当、过度疲劳有关。春节期间，很多人走亲访友、朋友聚会、出门旅游，聚餐、喝酒、熬夜等在所难免，甚者由于天气寒冷，过量食用诸如羊肉、火锅等热性食物。殊不知，大量进食辛辣刺激或热性食物、饮酒等是肛肠疾病诱发的一大原因；其次是疲劳、熬夜、长途劳顿等导致人体自身免疫力下降，也容易诱使疾病发作；如果再加上放假期间，为了放松自己，作息日夜颠倒、饮食过量，继而出现便秘或腹泻症状，那么极易导致肛门部诸如痔疮、肛裂、肛周脓肿等疾病的发生。

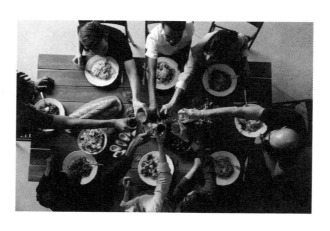

73. 节日期间最容易得哪些肛肠病呢?

在节日期间,很多市民忙于聚会应酬,再加上作息不规律,使得肛肠病患者发病数量较平时有所增加,急性痔疮、肛周脓肿等肛肠疾病已经成为新的节日病。其中痔疮为第一位,占正常人的90%以上。痔疮主要有三大临床表现,即便血、痔核脱出和疼痛。便血为早期症状,血色鲜红,可手纸带血,滴血严重时可喷血,不与粪便相混,一般不疼痛,这一点很重要,可与癌症相鉴别。肛周脓肿是一种常见的肛肠疾病,发病率高,且危害严重。若治疗不恰当或方法不正确,容易形成肛瘘、败血症等严重病症,甚至危及生命。一旦出现便血、疼痛等症状,应及时前往正规医院进行诊断治疗,以免病情恶化,贻误治疗时机。

74. 有人说,肛肠科没有急诊,对吗?

大多数人认为肛肠科没有急诊,肛肠疾病不会有生命危险,这是不正确的。肛肠科也有许多急症需要紧急处理。比如肛周脓肿、炎性外痔、内痔大出血、嵌顿痔、肛门直肠外伤、肛门直肠异物、肛周坏死性筋膜炎、肠癌引起肠梗阻等。

75. 肛肠科与消化内科有区别吗?

两者不一样。经常有一些便血、便秘的患者看病时不知道肛肠科与消化内科的区别,往往直接去看消化内科。肛肠科主要诊治肛门、直肠及结肠疾病,为独立专科。很多人都认为肛肠科就等于痔瘘科,其实不然。肛肠科除了治疗常见的肛门部疾病如痔、肛裂、肛周脓肿、肛瘘、直肠脱垂外,还治疗大肠肿瘤、炎症性肠病、便秘、大肠息肉、先天性肛门直肠畸形等,因痔疮、肛裂、息肉、肿瘤、炎症引起的腹痛、血便、黏液便、脓血便均属于肛肠科的治疗范畴。而因消化不良引起的腹痛、腹胀乃至腹泻属于消化内科的治疗范畴;因食物感染引起的感染性腹泻,按规定属于肠道门诊的治疗范畴。腹泻患者应先入肠道门诊筛查,排除传染性腹泻。

76. 大于 45 岁的患者出现痔疮便血,会癌变吗?

痔疮多为肛垫下移、肛门静脉血管迂曲扩张形成,故不会癌变。患者对这个问题特别关心和担忧,因为便血作为癌症的警告信号已众所周知,所以,不少痔疮便血患者,担心自己会不会恶变成直肠癌,这种思想顾虑是可以理解的,但却缺乏科学根据。国内外都没有报道过痔疮可以癌变，而且在肛管直肠癌的病因中也没有把痔疮包括在内。一般来讲，痔疮不会癌变，但痔疮可以掩盖直肠癌。对于45岁以上的中年人，如果出现大量便血，在检查后又不能用痔疮来解释的情况，必须警惕肛门直肠癌的可能性。

总之，凡便血患者，特别是有排便习惯改变、排便进行性困难者，一定要抓紧就医，不能疏忽，特别是直肠指诊，以免肿瘤漏诊、误诊，延误治疗时机。

【专家忠告】

民间流传着"十男九痔，十女十痔"这一说法。从这一句话就可以看出，痔疮的发病率很高。任何年龄均可发病，以20～40岁多见，大多数患者随年龄增长而症状加重。有关痔的发病机制目前尚无定论，多数学者认为，血管性肛管垫（肛垫）是正常解剖的一部分，只有肛垫下移，合并出血、脱垂、疼痛等症状时，才能称为痔疮。痔疮症状表现为肛周瘙痒、肿块、疼痛、肿胀、出血、突出等，其中以便血和疼痛为主诉来就诊的患者最多，而便血症状是所有患者最担心的事情。究竟痔疮出血有什么表现呢？痔疮出血主要表现为便后出血呈鲜红色、点滴出血或喷射状出血，有的出血量少，仅表现为手纸上带血，大部分痔出血不伴有疼痛及大便性状改变。但便血不一定就是痔疮，如肛裂、溃疡性结肠炎、结直肠肿瘤、损伤、血管病变等都是导致便血的常见原因。临床上有不少将肠癌自认为是痔疮而延误诊治的例子，或仅仅因为痔疮的便血而忧心忡忡，从而影响工作和生活的人。所以，了解痔疮便血的基本特点，有助于对疾病的早期自我诊断。

一般情况下，内痔不疼痛，外痔不出血。许多人认为痔疮是小病，便血也不痛，不用在意，也不会危及生命，这是错误的想法。肛门出血情况因疾病种类和发展程度而有所不同。便血严重时可表现为喷射状出血，久而久之，患者会出现面色苍白、头晕目眩、疲乏无力等贫血相关症状，最后导致继发性贫血。早期肠癌便血与痔疮便血极为相似，血色鲜红，容易混淆。

因此，有了痔疮，或者有便血、脱出、疼痛的症状，就要及时就医。患者优先考虑去肛肠科就诊，没有肛肠科专科门诊时应去结直肠肛门外科或者普外科就诊。发现症状要尽早检查，及时治疗，否则导致严重后果将悔之晚矣。

第二部分

检查——明明白白做检查

1.痔疮患者如何接受检查？

有些痔疮患者在接受检查时，因为羞于给医生看肛门或是不知医生会怎样检查而感到非常紧张。但痔疮的检查必须要看肛门的，所以患者应该调整好自己的心态。无论是医生还是患者都不要害羞，应该认真地进行检查。如果患者因害羞而紧张就会增加检查的难度。

（1）要进行问诊。问诊通常采取口头问答的方式，也有填写问卷的方式。内容包括有无出血、疼痛、脱肛等症状出现。若有，再问其

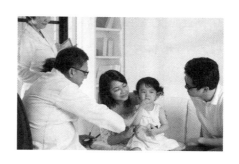

具体情况及程度。另外，有无肿块、瘙痒、排泄分泌物等其他症状及排便情况也会被问到。除此之外，医生也会问一些关于以前的病史及日常生活情况等问题。患者尽可能详细地回答提问，正确地传达给医生，这是检查和治疗的关键。

（2）进行直肠指诊。问诊之后到检查床上检查肛门。通常检查的姿势有膝胸位和侧卧位。膝胸位是患者双膝跪于检查床，肘关节和胸部紧贴床，头部着床并转向一侧，腰部放

松，抬高臀部。膝胸位时指诊深度最深，更易触及直肠较高位置的异常。侧卧位是侧身而卧，背稍稍弯曲，两腿交叉，膝盖稍屈，被称作侧卧位。这一姿势使患者背朝医生，心情也就更轻松些。一般用毛巾遮住肛门之外的部分。

指诊是很关键的步骤，是了解肛门内部情况必不可少的一步。通过指诊可以了解肛门直肠内有无肛裂、肿瘤、狭窄及瘘管等情况。指诊时，医生一般会告诉患者不要过于紧张，插入肛门的手指上涂有有麻醉作用的润滑油，所以患者并不会感觉到明显疼痛。患者要始终保持轻松的心态，指诊一般10秒钟左右就结束了。通过指诊可以了解到患者是否有因肛裂而引起肛门狭窄或肛瘘的具体情况，还可能会发现直肠息肉或直肠癌等病变。80%的直肠癌是通过直肠指诊发现的。

（3）进行肛门镜检查。指诊后，通过插入肛门镜来进一步检查肛门内部的情况，这也是痔疮检查的重要一步。通过肛门镜能观察从直肠末端到肛门口7cm以内的病变情况，能详细地了解内痔的数量、大小，直肠有无溃疡、肿瘤，黏膜是否松弛，齿状线附近是否伴有肛乳头肥大，肛窦是否凹陷等情况。

（4）进行结肠镜检查。结肠镜检查能看到肛门镜看不到的肠道内部的病变，发现肠息肉、溃疡性结肠炎、结直肠癌、结肠憩室等。如有必要，可行 CT 检查或磁共振（MRI）检查。

2. 确诊痔疮需要做哪些专科检查?

患者取适宜的体位，医生首先观察肛门的外观，有无皮赘和血迹，有无皮肤潮湿、皮纹变深，有无外口等，然后再行直肠指检（俗称指诊）。直肠指诊于齿状线上可触及柔软、表面光滑、无压痛的黏膜隆起，因为指诊是排除良恶性肛肠疾患的首要检查手段，可进一步行肛门镜检查以观察痔核的部位、大小、有无出血点，在做肛门镜检查的同时可配合做电子直肠镜检查以便于患者了解自己的病情，必要时可进一步行结肠镜检查以排除其他疾病引起的便血等症状。

3. 直肠指诊检查怎么做?

直肠指诊是肛门直肠疾病最简便、最有效的检查方法。往往通过直肠指诊检查可及早发现肛门直肠的早期病变。检查时，患者取膝胸位，嘱患者放松肛门，医生在戴有指套或手套的右手示指上涂润滑油，将示指轻轻插入肛门，进行触诊检查：①检查肛管及直肠下段有无异常改变，如皮肤变硬、乳头肥大、硬结、狭窄、肛门括约肌收缩强弱及前列腺和膀胱，女性可以触及子宫颈，两侧可以触及坐骨直肠窝、骨盆侧壁，其后方可以触到骶骨和尾骨。②检查肛门直肠环：此环是由内外括约肌的上缘和耻骨直肠肌下端共同构成的，围绕肛管和直肠交界处。内外括约肌呈环状，而耻骨直肠肌是在后面及两侧存在。检查时在肛管后方及两侧易触到，而肛管前部不易触到。③检查肛管直肠前后壁及其周围有无触痛、搏动、肿块及狭窄，并应注意肿块大小、硬度、活动性及狭窄程度。对高位的肿块可改用蹲位检查，使肿瘤下移，可扪及较高部位的直肠肿瘤。

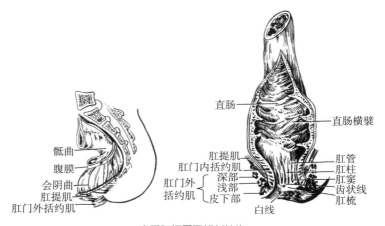

直肠肛门周围解剖结构

4. 直肠指诊可以发现哪些病变？

直肠指诊时，可发现常见的肛门直肠病变有以下几类。

直肠癌：在肠壁上可摸到表面凹凸不平的肿块，质硬，不活动，基底广泛，类似圆盘状，指套上染有暗红色脓血及分泌物或脱落的坏死组织。

直肠息肉：可摸到质软而可推动的肿块，基底部大小不一，边缘清楚，指套上染有血迹。

内痔：一般内痔柔软而不易摸到。但如有血栓形成则可触到光滑的硬结，触痛明显。

肛周脓肿：可在肛门直肠周围或直肠内摸到压痛性肿块，波动感阳性，患侧皮温增高。

肛瘘：可触及条索状物，有时在齿状线及齿状线上方可触及小硬结，即肛瘘的内口。

5. 如何做肛门镜检查？

肛门镜检查可以检测评估痔疮的程度、肛裂的情况、肛乳头病变等。此外，肛门镜检查也可以用来诊断直肠癌。肛门镜检查不需要患者做什么复杂的准备，可以在任何时间进行，且检查过程是无痛的。

在做肛门镜检查前，应先做直肠指诊，然后右手持肛门镜并用拇指顶住芯子，肛门镜头端应先涂上润滑剂，用左手拇指、示指将右臀拉开，显示肛门口，用肛门镜头部按摩肛缘，使括约肌放松。再朝脐方向缓慢插入，当通过肛管后改向骶凹进入直肠壶腹部。将芯子取出，取出后要注意芯子上有无血迹及血迹的性质，若直肠内有分泌物，可用镊子夹上棉花球擦净，然后再详细检查。查看黏膜颜色，注意有无溃疡、息肉、肿瘤及异物，再将肛门镜缓缓地向外抽出，在齿状线处注意内痔、肛乳头、肛隐窝或肛瘘内口等。

6. 哪些人需要做纤维结肠镜检查?

必须做纤维结肠镜检查的患者主要有以下几类：①有便血或黏液便已排除肛门疼痛，其原因不明者；②腹痛、腹泻反复发作者；③钡剂灌肠或临床高度怀疑结肠恶性肿瘤者；④钡剂灌肠发现回盲部病变而不能确定者；⑤结肠息肉或溃疡性结肠炎，为明确具体病变范围；⑥结肠息肉需经纤维镜摘除者；⑦术中对大、小肠病变不能明确定位，或大、小肠多发性息肉需经术中纤维结肠镜摘除者；⑧假性结肠梗阻需经纤维结肠镜解除梗阻者；⑨肠套叠、肠扭转需明确诊断及复位者；⑩大肠癌或大肠息肉术后复查及大肠病变需定期随访观察者。

7. 痔疮手术前一般需做哪些辅助检查？

痔疮手术前除做"三大"常规（血常规、尿常规和便常规）检查外，还要做心电图、胸片、肝肾功能、凝血功能、大便隐血试验、梅毒、艾滋病等检测，以及必要的肿瘤标志物癌胚抗原（CEA）、甲胎蛋白（AFP）等检测及结肠镜检查。目的是掌握患者全身情况和明确诊断，确定手术的适应证与禁忌证，确保患者安全和医院消毒隔离制度的落实。

8. 年轻女性痔疮患者检查时需要注意什么？

年轻女性痔疮患者检查时最好有家属或者女性医务人员的陪伴，以减少心理的恐惧和害羞感，同时也会减少不必要的麻烦。若非急诊请尽量避开生理期进行检查。

9. 婴幼儿痔疮患者检查时需要注意什么？

婴幼儿痔疮少见，但仍有部分婴幼儿因便秘、肠炎等疾

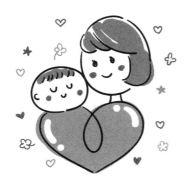

病伴发痔疮，检查时要注意情绪安抚，使其尽量配合，一般用小手指进行肛门指检，不做肛门镜检查，必要时可做小儿肠镜检查以明确病变。

10. 肠镜检查可以发现痔疮吗?

肠镜检查时可以专门针对肛门直肠进行正镜或倒镜检查，以明确痔疮的个数、定位、大小，是否伴有其他病变，如肛乳头肥大、直肠息肉、直肠炎等。其中倒镜检查是指肠镜在直肠下段反转后进行观察，此方法比肛门镜检查更加直观，并且可以拍照让患者或家属看，但此方法不作为常规检查痔疮的方法。

11. 痔疮患者检查前需要空腹吗?

痔疮患者做常规的肛门指检和肛门镜检查不需要空腹，但最好排空大便以免影响观察，手术前的患者因查血和空腹彩超等术前检查而需要空腹。

12. 对于痔核不能还纳的四期痔疮患者检查前需要注意什么?

痔核不能还纳的四期痔疮患者因内痔嵌顿，肛门局部血液回流障碍而容易形成水肿、血栓，甚至局部组织坏死，故应减少活动，及时就医，并进行手法复位，不能复位的患者应及时进行专科手术治疗。

13. 痔疮患者进行血常规检查是否有必要?

顾名思义，血常规就是对血液做出的一项检查。人的血液在身体中发挥着不可替代的作用，如同汽车的汽油一样，人离开了血液也就没有办法运转。血液的健康程度自然也就影响到了一个人的健康状况。因为痔疮反复便血，经久未愈，最后导致继发性贫血，影响正常工作和生活。从这个角度来看，此项目作为一项针对血液的常规检查，也是必不可少的，至少能够帮助判断贫血的严重程度。

14. 痔疮患者为什么要做便隐血检查?

粪便潜血试验又称便隐血检查，是用来检查粪便中隐匿的红细胞或血红蛋白、转铁蛋白的一项实验。这对消化道出血是一项非常有用的诊断指标，主要是反映是否有消化道出血，用以诊断胃、十二指肠、小肠、大肠出血。

15. 什么是癌胚抗原?

癌胚抗原即 CEA，主要存在于胎儿消化道上皮组织、胰脏和肝脏。正常成人血清中 CEA 含量极低，而失去极性的癌细胞分泌 CEA 进入血液和淋巴，会导致血中 CEA 水平增高。

CEA 并非一种癌的特异性抗原，而是癌的一种相关抗原，缺少特异性，不能作为肿瘤的筛选指标，而是用于肿瘤患者的监测、疗效的判断的指标。CEA 不是恶性肿瘤的特异性标志，在诊断上只有辅助价值。此外，血清 CEA 水平与大肠癌的分期有明确关系，越晚期的病变，CEA 浓度越高。

16. 痔疮患者为什么要做肠镜检查?

痔疮患者除了视诊、直肠指诊、肛门镜检查外，还应行纤维结肠镜检查。对于便血、炎症性肠病等患者，经直肠、乙状结肠镜检查，病变尚未确定者，或发现病变但不能定性者，一定要做纤维结肠镜检查，排除肠道肿瘤性病变，明确病变的性质。

17. 痔疮患者为什么要做气钡双重造影检查?

气钡双重造影比单对比的普通钡灌肠有更好的诊断效果。不仅痛苦小,而且诊断准确率高,可明确显示大肠的细小病变,如小息肉、早期癌变、小溃疡等,以及溃疡性结肠炎、克罗恩病和结肠壁的浸润性病变等。

18. 痔疮患者为什么要做排粪造影检查?

痔疮患者多患有便秘。排粪造影检查系在便秘患者排粪时对其直肠肛管部做静态和动态检查的方法,为功能性便秘,特别是出口梗阻性便秘的诊治提供可靠依据。它能显示该部的器质性病变和功能性异常。因为只有当患者做排粪动作时,才能显示功能性异常,故排粪造影是一种较传统的钡灌肠、直肠指诊、内镜检查更敏感的方法,能为便秘的诊治提供可靠依据。便秘患者最好都做一下此检查,以明确诊断。

19. 痔疮患者为什么要做结肠传输试验检查?

结肠传输试验又称结肠转运功能检查,主要用于诊断慢传输型便秘。慢性便秘患者,如排粪造影检查正常,必须做此检查。

20. 痔疮患者为什么要做超声检查?

超声检查可及早发现有无结直肠新生物,病变侵犯肠壁的深度、大小、范围、性质或其他炎症性病变,并对肠内外的腹部盆腔肿块进行鉴别诊断,发现肛周脓肿侵犯的深度、大小和范围。

21. 痔疮患者为什么要做 CT 检查?

虽然钡灌肠造影和纤维结肠镜是肛肠病的首选检查方法,但 CT 在某些方面有其独特的价值。CT 不仅能显示

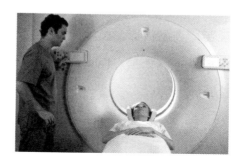

管腔内病变，更重要的是可直接看到肠壁及其附近的组织和器官有无病变，如结直肠肿瘤、直肠海绵状血管瘤等。CT 对结肠癌的检查，其敏感性达到 100%，准确性为 93%。CT 对复发性直肠乙状结肠癌尤其是直肠癌也很敏感、准确。

22. 痔疮患者需要做磁共振检查吗？有这必要吗？

一般情况下，肛肠科做磁共振检查主要是用于判断肿瘤良恶性、有无转移，肛周脓肿或肛瘘的大小、位置、深浅等，痔疮不需要做磁共振检查。但如果病情反复发作，出血、疼痛逐渐加重，这可能不单是由痔疮引起的，也有可能是肠道其他病变引起的，建议做磁共振检查以明确诊断，再决定治疗方案，切忌盲目治疗。

23. 有了痔疮症状在家如何做自我检查？

有了痔疮的症状首先要自我检查，可以利用手机拍照功能，或者用一面小镜子自行视诊，观察包括肛门肿物的形状、软硬程度、出血的颜色、出血的方式等。先有一个大概的自我判断，就诊时才能抓住重点，比较准确地描述症状。这有利于医生进行初步判断和确定进一步的检查和诊断。

【专家忠告】

痔疮的专科检查非常重要，当患者出现类似痔疮的表现如便血、脱出、疼痛等症状时，不要因害羞或怕痛而拒绝就医，建议及时到正规医院找专科医生做肛门指诊和肛门镜检查，医生检查后会给出合理的建议，切忌自我诊断、自行购药，以免贻误病情。任何现有的有创性的或者其他的一些检查都不能代替一个有经验的肛肠外科医生的肛门指诊和肛门镜检查，这样就能够确定一个人到底是不是得了痔疮。

肛门直肠指检是最重要、最简单的检查方法，且诊断准确率高，被称为肛肠科医生的"一指禅"，可以了解齿状线附近痔核大小、软硬度、有无触痛、肛门括约肌的松紧程度。更有意义的是指诊可排除直肠或肛管区的其他病变，如直肠肿瘤、息肉、异物等疾病。

肛门镜检查是诊断痔疮的主要方法，可在直视下看清肛门直肠内肿物，进行鉴别诊断。其可观察内痔的部位、大小、形态和出血情况。此外还需观察黏膜面有无出血、溃疡，齿状线处有无肛裂、肥大的肛乳头等病变。

对于40岁以上人群，如果存在相关症状和结直肠癌的危险因素，则可以考虑电子结肠镜检查或钡灌肠检查，排除有结直肠息肉、炎症或癌的可能，以免因为所谓的"痔疮"延误了肠道肿瘤的治疗。当医生根据病情建议患者进一步做肠镜检查以明确诊断时，最好听从医生的建议。即使明确为痔疮引起便血，也应该择期行结肠镜检查，因为痔疮可以与很多肠道疾病混淆，这项检查可以排除结直肠肿瘤及其他病变。专科肛门指诊和肛门镜检查一般不会引起肛门疼痛，需要肠镜检查时可以选择无痛舒适化肠镜检查，轻轻松松睡上一觉，检查就结束了，而且马上就可以拿到报告，故痔疮患者应引起高度重视，及时就医。

肛肠科的检查相对比较隐私，有些人思想负担较重，讳疾忌医，提醒大家一旦有大便出血、疼痛等症状，一定要到正规医院就诊，及早治疗。

第三部分

诊断——快速诊断不耽误

1. 痔疮有什么临床表现？

（1）便血：色鲜红，手纸带血或滴血、射血。

（2）脱出：便时痔核脱出，严重者不能回纳。

（3）疼痛：内痔无痛感，当内痔脱出肛门外时有疼痛，嵌顿时疼痛加重。

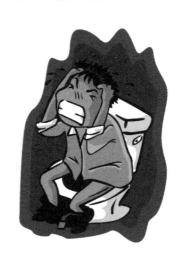

（4）肛周瘙痒：肛门分泌物溢出，刺激肛周皮肤，引起瘙痒。

（5）便秘：因对便血的恐惧，人为控制大便，造成习惯性便秘。

2. 如何判断内痔的程度？

内痔按照程度不同分四期或四度。

一期：内痔表现为无痛排便，出鲜血。

二期：内痔出鲜血，有脱出物，便后可自行缩回肛门。

三期：内痔出血减少，便后脱出物需要用手推回肛门。

四期：内痔脱出不能回纳肛门，摩擦有血或者分泌物。

3. 怎样进行痔疮的自我诊断？

痔疮发作时，患者会很难受，关键是要及时发现，尽早治疗，学会痔疮的自检方法。

无痛性便血、痔核脱出、肛缘突起、肛门疼痛多是痔疮的表现。

如果排便时有流血、滴血或者粪便中有新鲜血液，多数是由痔疮引起的。但如果血色暗红或粪便色暗，则应考虑是否为消化道肿瘤所致。

肛裂的出血为手纸染血或便时滴血，伴有肛门剧痛。

排便时有肿物脱出肛门，伴有肛门潮湿或有黏液，多数是由内痔脱出或直肠黏膜脱出。

如果肛门有肿块，疼痛剧烈，肿块表面色暗，呈圆形，可能是患了血栓性外痔。

肛门肿块伴局部发热疼痛，是肛周脓肿的症状。

触诊肛门有条索状物，并有少量脓液自肛旁溃口溢出，是肛瘘的现象。

4.怎样才能早期诊断痔疮?

　　人们常说"十人九痔",这句话有两层含义。一是痔疮是人最常见的疾病之一,发病率很高;二是产生痔疮的原因有多方面的因素,而要预防是比较困难的。因此,在生活中随时有可能发生痔疮,要经常去医院检查,这样就可早期知道自己是否患有痔疮,并采取必要的预防和治疗措施。

　　掌握一些肛肠疾病的基本知识,了解发生痔疮的原因和痔疮的临床表现及预防措施等知识很重要。虽然痔疮早期没有症状,但从引起痔疮的一些诱因,如便秘、腹泻、肛门潮湿及瘙痒等就可推测有患痔疮的可能,以便早期知道自己是否患痔疮。

　　女性在妊娠期间容易诱发或加重痔疮,所以,在妊娠前一定要去医院进行检查,以便早期诊断是否患痔疮并进行预防和治疗,这是非常必要的。

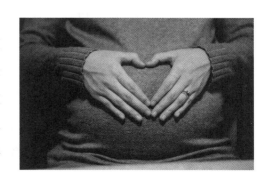

5. 如何确诊痔疮?

根据痔疮的典型症状和体征,诊断一般无困难。根据病史、直肠指检和肛门镜检查,参照痔疮的分类不难做出诊断。如稍有可疑应做结肠镜进一步检查,以排除结直肠、肛管的良恶性肿瘤及炎性疾病。

6. 内痔如何诊断?

内痔位于齿状线上方,是肛垫的支持结构、血管丛及动静脉吻合支发生病理性肥大或移位而形成的团块,表面为直肠黏膜所覆盖,常见于右前、右后和左侧。根据内痔的脱出程度,将内痔分为四期。其诊断标准:①便血色鲜红,或无症状;肛门镜检查示齿状线上方黏膜隆起,表面色淡红,多见于一期内痔。②若便血色鲜红,大便时伴有肿物脱出肛外,便后可自行复位;肛门镜检查示齿状线上方黏膜隆起,表面色紫红,则多见于二期内痔。③如果排便或腹压增加时,肛内肿物脱出,不能自行复位,需休息后或手法复位;肛门镜检查示齿状线上方有黏膜隆起,表面多有纤维化,则多见于三期内痔。④肛内肿物脱出肛门外,不能还纳,或还纳后又脱出，发生绞窄、嵌顿，疼痛剧烈，则多见于四期内痔。

7. 外痔如何诊断？

外痔位于齿状线以下，是齿状线远侧皮下血管丛病理性扩张、血栓形成或组织增生引起的。其诊断标准有以下几方面。

（1）肛门口有突出的肉疙瘩，也称皮垂或皮赘。一般无不适症状，皮色正常，偶有异物感。肿物突出易见，大小形状不等，有时只有一个，在肛门后部或前正中，有时数个围绕肛门周围，多见于结缔组织性外痔。

（2）若肛缘皮肤损伤或感染，呈红肿或破溃成脓，疼痛明显，多见于炎性外痔。

（3）若肛缘皮肤突发青紫色肿块，局部皮肤水肿，肿块初起尚软，疼痛剧烈，渐变硬，可活动，触痛明显，多见于血栓性外痔。

（4）如果排便或久蹲时，肛缘皮肤有柔软青紫色团块隆起，即为静脉曲张团，可伴有坠胀感，团块按压后可消失，多见于静脉曲张性外痔。

8. 混合痔如何诊断?

混合痔是指处在同一部位,直肠齿状线上下静脉丛同时曲张、扩大、充血,相互沟通融合,括约肌间沟消失。齿状线上方的痔核表面为直肠黏膜;齿状线下方的痔表面为肛管皮肤覆盖,两者融为一体。混合痔诊断标准:便血,肛内肿物脱出,可有肛门坠胀、异物感或疼痛,伴有局部分泌物或瘙痒;肛管内齿状线上下同一方位出现肿物,齿状线下也可为皮赘。直肠指诊内痔可触到柔软的痔块,可移动,数目不清,诊断不难,但更重要的意义是排除肛管直肠肿瘤等其他疾病。

9. 内痔如何分期?

一期:无症状或只有便血,便血多为滴血或手纸染血,色鲜红,量少,无痔核脱出,便后出血可自行停止。

二期:便血或排便时有痔核脱出肛外,便后可自行回纳到肛内。

三期:便血或排便时有痔核脱出肛外,便后需手托还纳到肛内。

四期:痔核脱出后不能还纳,或还纳后又脱出,发生绞窄、嵌顿，疼痛剧烈。

10. 外痔如何分类?

外痔根据临床症状和病理特点及其形成过程的不同分类如下。

（1）结缔组织性外痔：最常见，又称皮赘，是由肛门急慢性炎症的反复刺激，使肛门缘皮肤发生结缔组织增生而成。因痔内无曲张的静脉丛，故无弹性，临床以肛门异物感为其主要症状。

（2）血栓性外痔：是指肛缘皮下突发青紫色肿块，局部皮肤水肿、疼痛剧烈，皮下可触及硬结，多由于肛缘皮下血管破裂血液淤滞所致。

（3）炎性外痔：是指齿状线以下肛管皮肤出现的苍白包块，起病较急，包块皮肤水肿光亮，压痛明显。

（4）静脉曲张性外痔：排便时或久蹲后肛缘皮下有柔软青紫色团块隆起，质地柔软，无压痛，皮下可见扩张的血管团，缩肛或按压后可消失。

11. 什么是痔疮的嵌顿?

"嵌顿"一词是指内容物从洞穴中出来而不能还原的状态。若内痔脱出水肿不能回纳,称为嵌顿性痔。若有血循环障碍,称为绞窄性痔。痔嵌顿是指痔核由肛门脱出,刺激肛门括约肌发生痉挛收缩,其本身不能返回肛门内的状态,所以二期、三期内痔有发生嵌顿的风险。嵌顿时发生急剧的淤血,会在内痔基础上,发生血栓性外痔,产生剧烈的疼痛;有时嵌顿的痔核会发生坏死,但一般情况下不发生坏死,而是不断地肿胀,有时甚至肿胀到如西红柿大小,令人难以置信。

12. 什么是环形混合痔?

混合痔位于齿状线上下,表面为直肠黏膜及肛门皮肤所覆盖,在同一点内外痔同时存在。混合痔多由三期以上的内痔发展而来。混合痔逐渐加重,环状脱出肛门外,发展成一圈,呈梅花状,称为环形混合痔。其一旦发病,不仅具有内痔的特点,如出血、脱垂等,也有外痔的特点,如肿胀、疼痛等,不是只要有内痔和外痔就叫混合痔,混合痔是一个整体，内外痔必须在同一部位。

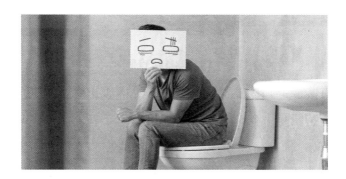

13. 痔疮出血有什么特点?

外痔出血少见，偶有血栓性外痔皮肤破溃时会出血，可见明确的出血点。痔疮出血多为内痔出血，内痔黏膜易于发炎、碎裂，因而容易被粪便擦伤，引起出血。内痔出血颜色鲜红，不夹杂粪便和肠黏液。因为齿状线上由自主神经支配，所以内痔出血一般无疼痛。内痔出血有三种情况：①手纸染血；②滴血；③喷射状出血。手纸染血程度较轻，滴血较重，喷射状出血程度更重。不要小看痔疮出血，如果连续出血一周以上就有可能造成失血性贫血，所以必须及时治疗。如果服用活血药、抗凝药等，会诱发或加重痔疮出血。

14. 痔疮应与哪些疾病相鉴别？

痔疮应与直肠癌、直肠息肉和直肠脱垂等相鉴别。

直肠癌：临床上常将下端直肠癌误诊为痔疮，因此延误治疗，甚至危及生命。误诊的主要原因是仅凭症状诊断，未进行直肠指诊及肛门镜检查，因此在痔疮诊断中一定要做以上两种检查。要注意的是，内痔和环状痔可与直肠癌同时存在，绝不能看到有内痔或环状痔就满足于痔疮的诊断而盲目进行痔疮的治疗，直至患者症状加重才进行直肠指诊或其他检查而明确诊断，这种误诊、误治的惨痛经验教训在临床上并不少见，值得重视。

直肠息肉：低位带蒂的直肠息肉若脱出肛门外有时被误诊为痔疮脱垂，但息肉多见于儿童，为圆形，实质性，有蒂，可活动。

直肠脱垂：中医又称为"脱肛"，有时误诊为环状痔，但直肠脱垂黏膜呈同心圆或倒塔形，黏膜之间没有界限，表面平滑，直肠指诊时括约肌松弛。环状痔的黏膜呈梅花瓣状，括约肌不松弛。

15. 痔疮和肛裂有什么区别?

肛裂是由于大便干燥导致肛管皮肤损伤,肛管溃疡难以愈合。而痔疮则是由于肛垫的病理性肥大、移位而导致的便血或脱出。

相同点:两者均可便血,颜色鲜红。肛裂便血伴有肛门剧痛,而痔疮便血一般无疼痛,混合痔便血伴有外痔炎症或血栓形成时也会有疼痛。肛裂多数伴有哨兵痔,特别是三期肛裂,都伴有外痔,同时伴有内痔。三期肛裂与痔疮的肛门外观表现多相同。

不同点:①肛裂以疼痛为主,痔疮以出血为主,只有内痔嵌顿、外痔发炎肿胀时,痔疮才会出现剧痛;②肛裂均可见肛管皮肤裂开,而痔疮则无,肛门视诊时,肛裂患者可见到肛门口皮肤有一裂口即可确诊,肛裂者多不可行肛门指诊或者窥器检查;③肛裂多伴有肛乳头肥大、肛乳头瘤,而痔疮则不伴有肛乳头肥大或肛乳头瘤;④肛裂者,肛门外观可见狭窄,而痔疮患者则多见内痔脱出、外翻。

16. 内痔出血与肠道出血怎么区别?

内痔发生于肛门部位的齿状线之上,因而排便时即可出血,且血色鲜红。而肠道出血是由于感染或其他原因引起的炎症所致,血中常伴有其他分泌物,且血色紫暗。内痔所致便血,血在粪便表面,时有滴沥,或喷射而出。而肠道炎症,粪便与分泌物、紫暗血液相混杂。内痔出血较多时,可继发贫血,而肠道炎症引起的便血一般短期内不会引起贫血,但其常伴有肠道炎症的固有症状,在临床中不难区分两者。

17. 婴幼儿便血是得了痔疮吗?

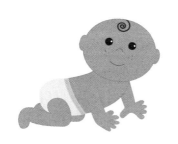

婴幼儿便血首先要明确患儿大便是否干燥,大便干燥可导致患儿肛管皮肤裂开,进而引发出血,可为手纸染血或便时滴血,颜色鲜红。裂口处一般位于肛门的前后正中位置,需要轻轻把肛门扒开才能看到,多为新鲜裂口,如果裂口反复发作、迁延不愈,一般会在肛缘前后侧长出皮赘,这在临床被形象称为"哨兵痔",也是外痔的一种,婴幼儿几乎没有内痔,肛裂出血是婴幼儿便血较为常见的原因。如果患儿大便不干燥时也便血,一定要排除直肠息肉的可能。

18. 如何区分儿童便血是痔疮还是直肠息肉？

如果发现孩子在大便以后肛门部或粪便上有血，有时便条有凹槽或是附着黏液，并且看到有一个红色圆形小瘤脱在肛门外，这种小瘤很可能就是直肠息肉。小儿直肠息肉是由慢性炎症的刺激，或先天性因素和遗传因素所引起，大多为良性。家长发现时应及时把它推回，以免长时间裸露在肛门外引起出血、感染、坏死，并尽早请医师给予治疗。小儿直肠息肉大多为单发，位置较低，治疗并不困难，也无痛苦；如果是高位的或多发的息肉，治疗上就有一定的难度。需要提醒的是，家长不能随便去拉脱出的息肉，也不能让患儿自己去拉，以免断裂后引起出血不止。

19. 小儿会得痔疮吗？

过去认为儿童不患痔疮，其实这种观点是错误的。儿童痔疮以静脉曲张性外痔为主，常常在排便时看到肛门缘鼓出一个或多个暗蓝色"血疱"样肿物，便后又会变小或者消失。本病的真正原因尚不十分清楚，可能因小儿年龄小，处于生长发育阶段，肛管静脉发育不完善，静脉管壁薄弱，静脉瓣发育不全，长期腹泻或便秘，致腹内压增高，血流压力增大而导致静脉扩张，血流淤积形成痔。小儿痔疮一般不需要特殊处理，注意局部卫生，养成良好的进食习惯，建立良好的排便习惯即可。

20. 痔疮的诊断是否都应该做肠镜检查?

如果刚刚出现的便血，色鲜红，与大便分离，一般不用做肠镜，可以先诊断为痔疮，用一点痔疮的治疗药物。如果长期便血，或者便血为暗红色，脓血便，伴有腹泻等，则一定要做肠镜检查，以免耽误病情。

【专家忠告】

讳疾忌医是目前患有肛肠疾病的患者所共有的心理特点。一方面担忧检查出问题；另一方面因为涉及隐私部位检查，未免有为难情绪。往往有这种心态的患者，常常会错过最佳治疗时机，令其后悔不已。

痔疮是最常见的疾病之一，可发生于任何年龄，男女均可罹患。据统计，在50岁以上的人群中，至少有50%的个体曾出现过与痔疮有关的症状，如便血、疼痛、脱出等。当发生便血时，要注意便血的量、颜色，与大便是否混合及是否伴有疼痛。痔疮出血颜色多为鲜红色，手纸擦拭肛门时有血或在便前、便后少量滴血，严重时也可呈现喷射状出血，通常排便习惯正常。如果伴有便时或便后肛门疼痛，大便干燥，一定要注意是否患有肛裂；如果血的颜色暗红，甚至有黏液、脓血，大便习惯改变，一定高度警惕是否患有结直肠肿瘤，经常有结直肠肿瘤患者误以为是痔疮而拖延就诊，结果错过最佳治疗时机。疼痛也是肛门部疾病比较常见的症状，当发生肛门疼痛时，多数患者的第一反应就是痔疮，凭借自己的经验用了好多药物，结果疼痛没有缓解反而加重，甚至伴有发热、寒战，这种情况多数是患有肛周脓肿，要及时进行手术切开引流治疗。排便时如果有肿物自肛门内脱出，除了见于痔疮以外，也可见于肛乳头肥大、肛乳头瘤、直肠脱垂、直肠息肉、腺瘤等。

而痔疮的诊断常常从痔疮所处的位置和严重程度两个维度去诊断。首先痔疮以齿状线为界分为外痔、内痔、混合痔。按其严重程度，内痔分为四期：一期便血色鲜红，量多或不多，便后肛门无肿物脱出；二期便血色鲜红，量多或不多，便后肛门肿物脱出，可自行还纳；三期便后肛门肿物脱出，脱出肿物需用手还纳；四期肛门肿物脱出，不能还纳，黏膜表面糜烂。如何做到快速诊断呢？患者及时就诊最为重要，正确找到正规医疗机构的专科医生就诊是捷径。医生常常通过肛门视诊、直肠指诊及肛门镜就可以做到快速诊断。一定要正确认识肛肠病，把握治疗时机，提高保健意识。一旦患上肛肠病必须到正规医院由医生诊断，然后选择合理的治疗方案，以免拖延治疗加重病情，对身体造成更大的伤害。

第四部分

治疗——科学治疗效果好

1. 痔疮的基本治疗原则是什么？

李春雨教授提出"不同痔，不同治"。痔疮的基本治疗原则：①症状不明显或者是几乎没症状，

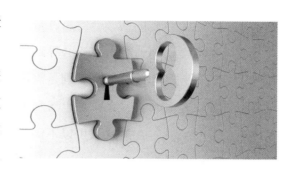

不需要处理也不需要治疗。②有症状的痔无须根治，比如出血、疼痛、瘙痒或者是肿物脱出来了也不用去根治，重在减轻或消除其主要症状。③肛垫肥大、移位出现便血和脱出症状时形成痔疮，由于肛垫有协助肛门闭合的功能，有精细辨别感觉的功能，不能把这些东西都拿掉，应以非手术治疗为主。当合并出血、痔块脱出、血栓形成和嵌顿，非手术治疗无效时才考虑手术治疗。

2. 什么情况下必须到医院治疗痔疮？

目前，国内外肛肠界遵守的标准是"不要对没有肛门体征的症状进行治疗，也不要治疗没有症状的肛门体征"。如果

痔疮仅有肛门皮赘、少量便血，无其他不舒适，暂时可以不治疗。当出现大便带鲜血、痔核脱出、疼痛等临床症状时，不要惊慌和恐惧、讳疾忌医或自作主张地买一些药物使用，应该尽早治疗，否则的话，会给患者带来肉体和精神上的双重痛苦。如痔疮出血，日久不治会导致恶性贫血；痔核经常脱出，就有嵌顿坏死的可能，特别是需用手托回纳者，否则经常肿痛、糜烂、渗液，会影响生活和工作者等。简单地说就是有症状就治疗，无症状就可以不治。检查和治疗上，最好选择正规医院，不要相信虚假广告。

3. 痔疮便血该如何应急处理？

因为越用力出血越多，所以要采取对肛门不施压的姿势，静养最为重要。首先，大便后，立即洗澡或者坐浴把臀部清洗干净，为了防止污染内裤，找一块干净的纱布垫在臀下平躺一会儿。出血多时把臀部抬到比心脏高的位置，这样容易止血，即俯卧用枕头垫高腰部休息。内痔易出血，但止血也容易，平卧休息一会儿血就止住了。出血止住后应尽早去医院就诊，因为这也可能是其他疾病引起的出血。

4. 肛门有脱出物如何应急处理？

痔核脱出肛门外，有一种大便未解完和不舒服的感觉。如果用手触摸时痔核不痛的话，最好把脱出物塞回肛门。其操作要领如下：首先两手两膝着地，把臀部抬高，保持肛门松弛。然后在洗净的手指上涂甘油或软膏，轻轻地把脱出物塞回肛门，塞不回去时不要勉强往里塞。

5. 痔疮疼痛剧烈时如何应急处理？

痔疮患者突然感到肛门部剧痛时，应立即停止一切活动，保持安静，疼痛使身体发僵，如果肛门用力就会更加疼痛。为了缓解疼痛应采取平卧姿势，膝盖微微前屈，把整个身体松弛下来。

痛得厉害时不要马上去医院，等症状稍稳定下来后再去医院就诊。疼痛稍缓解下来后，或者洗澡，或者热水坐浴。痔疮的疼痛是由于患部淤血导致的，因此给臀部加温促进血液循环是最好的止痛方法。如果疼得不能洗澡时，可把毛巾放在热水里拧干，贴在患部热敷。

但是，对于肛门周围脓肿进行热敷，效果会适得其反。

因为患部已经出现了炎症，如果热敷会使症状更加严重，加速脓液扩散。臀部红肿发热时要对患部进行冷敷。让患者俯卧躺下，用毛巾包上冰做成冰袋贴在肿大的部位进行冷敷，以降温的办法控制炎症，缓解疼痛。

6.目前，痔疮有哪些治疗方法？

痔疮的治疗方法分为非手术治疗和手术治疗两大类。非手术治疗包括口服药物、外用药物（痔疮栓、痔疮膏、熏洗药等）、舒大夫磁疗棒、HCPT技术、冷冻疗法、微波治疗；手术治疗包括注射法、枯痔法、激光疗法、套扎疗法、传统开刀手术、吻合器痔上黏膜环切术（PPH术）、选择性痔上黏膜切除吻合术（TST术）、铜离子电化学疗法等。

7.得了痔疮如何选择最佳治疗方法？

每种疗法都有其适应证和优缺点。

药物治疗：一期内痔仅有少量便血，首选居家治疗，到药店或医院买药即可，如口服痔疮药物、肛门纳入痔疮栓剂或膏、局部中药坐浴熏洗等，二期以上内痔需要到医院检查治疗。

注射疗法俗称"一针灵"，将硬化剂注入痔核内后，可引起痔核组织的化学性炎性反应，使痔核变硬而逐渐萎缩。本法主要用于治疗一、二期内痔，对三期内痔疗效相对较差。

激光治疗：应用二氧化碳激光照射于痔疮组织可引起蛋白质变性、凝固、坏死、气化，直到消除痔团。

痔疮治疗机治疗内痔是用双极电极针抵压住内痔核黏膜后通电，使细胞电解，组织变性凝固，使黏膜下血管栓塞，痔核萎缩，从而达到治疗目的。据临床观察，该法对一期内痔、纤维化较轻的二期内痔及外痔疗效较好，对纤维化明显的二期内痔和三期内痔、混合痔疗效较差。该法一般多用于门诊治疗。

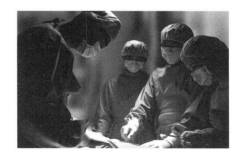

结扎疗法属于传统的手术方法，如外剥内扎、分段结扎法等，将外痔切除，内痔结扎，肛门有创面，需要有脱核过程，术后每日进行换药、熏洗，逐渐愈合。

PPH 术是治疗痔疮的一种先进的、微创的、无痛的治疗方法。本法适用于二期内痔外的各类痔疮。

TST 术相当于 PPH 手术的升级版，是目前国际上首选的、最先进的治疗痔疮的一种微创治疗方法。本法适用于各类痔疮。

而 PPH 术或 TST 术既保护了正常的肛垫，又没有损伤括约肌，从而达到治疗的目的。

8. 痔疮可以用药物治疗吗？

药物疗法对改善痔疮的出血和肛门坠胀等症状疗效相对较好。有的患者采用药物治疗后，加上注意保持排便通畅和饮食调节，以后痔疮的症状甚至不再出现，可以达到临床治愈的疗效。

但对痔核经常脱出，尤其是需要手托才能回纳肛内的患者，则不易通过内服药物改善症状，一般必须通过手术才能较彻底消除症状。

9. 痔疮保守治疗药物有哪些？

痔疮保守治疗通常用的是三种外用药，包括抹的药膏、栓剂及中药坐浴熏洗，还有一些辅助的口服药物、止血的药物、通便的药物等，这些都是保守治疗。一旦出现痔疮经常脱出或者经常性的出血，一定要到正规医院肛肠科接受手术治疗。

10. 痔疮非手术治疗主要采用什么方法?

痔疮的非手术治疗方法主要包括内服药物、坐浴、外敷、栓塞、注射、封闭、低功率的激光和红外线及微波治疗、扩肛、灌肠等方法。其中内服药物、坐浴、外敷、栓塞是各种痔疮通用的非手术疗法，而注射、封闭、扩肛等则需根据不同病情选用，是较特殊的非手术疗法。

11. 痔疮药物治疗的给药途径有哪些?

痔疮药物治疗的给药途径包括口服、外用、肛塞、坐浴等。这些方法可以暂时缓解症状，减少便血的频次，减少出血量，减轻疼痛，减轻水肿。

12. 痔疮的手术治疗方法有哪些?

手术治疗目前方法多样，有结扎、注射、套扎、外剥内扎术、PPH、TST 等，各有优缺点和适应证，医生应根据所

患痔疮的类型、分期、位置、大小等不同的情况选择不同的
手术方法，或者联用两种以上的方法综合治疗。一般来说一
期、二期内痔采用上述一般治疗和（或）非手术治疗，大部
分患者症状均可缓解或消失。二期内痔伴出血严重者，三期、
四期内痔，急性嵌顿性痔，坏死性痔，混合痔及症状和体征
显著的外痔患者均可采取手术治疗。总的来说，一般无症状
痔是不需要治疗的，大部分痔疮以保守治疗为主。

13. 得了痔疮是不是都要做手术？

无症状的痔疮无须治疗，有症状的痔疮治疗也以消除、
减轻痔疮的主要症状为目的，并非必须手术。

如果只是肛门外有柔软的痔肿物，从来不疼、不痒、不
出血，或者偶尔便纸染血、轻微疼痛，都可以通过外用药物
来缓解。而且西医学理论认为肛垫具有重要的感受粪便和控
制粪便的功能，因此最好不要切除。

但是痔疮症状的特点是反复发作、逐渐加重，如果痔疮
急性嵌顿，便血频繁量多，痔疮脱出，疼痛明显，用药效果
不佳，则应该手术治疗。痔疮症状会影响工作、生活，参军、
孕前等都应该考虑手术治疗。

14. 什么情况下痔疮不必做手术?

总的说来,运用非手术疗法治疗就能够有效控制症状的、发展缓慢的良性肛肠疾病均不必行手术治疗,有手术禁忌证者则不适合手术治疗。

治疗目的在于解除或减少患者的痛苦,改善生命质量。据此有的学者指出,肛肠疾病的一般治疗原则是治疗症状,而不是治疗具体的病变本身,只要治疗后症状(即痛苦)消失或得到有效控制,而且治疗方法简便易行、安全,对患者工作和生活影响小,成本低廉,就是最好的治疗方法。

具体来说,痔疮中的炎性外痔、静脉曲张性外痔、结缔组织外痔、较小的血栓性外痔、一期内痔、二期内痔早期、肛窦炎、较小的肛乳头肥大、直肠炎、肛门湿疹、较轻的肛管直肠狭窄、肛管直肠黏膜脱垂等,均可采用非手术疗法来消除或减轻病痛。

15. 不开刀可以治疗痔疮吗?

在痔的初期和无症状静止期的痔,只需增加纤维食物,改变不良的大便习惯,保持大便通畅,而无须行特殊治疗。

也就是说，即使患者通过检查发现内痔、外痔，只要没有出血、脱出和疼痛等症状，就可以不必行手术治疗。而非手术治疗主要针对一期、二期内痔和无症状的外痔，如注射法、胶圈套扎法、枯痔钉法、冷冻疗法，还有激光治疗、HCPT技术、铜离子电化学疗法、红外线治疗法。痔病的非手术疗法的目的是促进痔周围纤维化，将脱垂的肛管直肠黏膜固定在直肠壁的肌层，以固定松弛的肛垫，从而达到止血及防止脱垂的目的。

此外，还可以用熏洗、外敷、栓剂、内服药物等进行治疗。

16. 痔疮出现出血、疼痛伴脱出如何治疗？

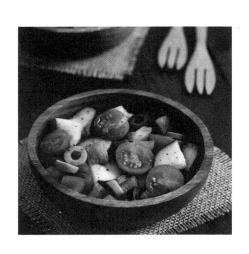

（1）首先要保持良好的饮食及排便习惯。

（2）急性期发作以疼痛为主要症状的可选用止痛药物，如硝酸甘油软膏、奥布卡因凝胶；以出血为主要症状的可选用止血药物，如致康胶囊。

（3）选择改善肛周血液循环、止血、消肿、止痛的药物，如消脱止 –M、迈之灵、痔根断等药物。

（4）外用药物：可选择肤痔清软膏、京万红软膏和美辛唑酮红古豆醇酯栓或普济痔疮栓等外用和纳肛。

还可以根据痔疮发病的辨证分型而口服中药及外用痔疾洗液、复方荆芥熏洗剂熏洗，以清热、消肿、止血、止痛，缓解症状。

17. 什么情况下可以应用药物治疗痔疮？

药物疗法一般用于初期内痔、血栓外痔、初期肛裂和一切肛门直肠炎症初期；或用于兼有其他严重疾病，如肝病、肾病、腹部肿瘤、心脏病、高血压病、糖尿病等不宜手术者；或不愿手术者；或做手术准备者。药物治疗可起到解除症状、减轻痛苦的作用，但易复发，不能根治。

18. 治疗痔疮常用的药物有哪些？

治疗痔疮的药物有许多，常用药物主要有以下几类。

（1）口服药：①致康胶囊；②爱脉朗；③迈之灵。

（2）栓剂：①普济痔疮栓；②美辛唑酮红古豆醇酯栓；

③肛泰栓；④太宁栓。

（3）膏剂：①京万红痔疮膏；②肤痔清软膏；③复方多黏菌素 B 软膏；④湿润烧伤膏；⑤硝酸甘油软膏。

（4）熏洗药：①硫酸镁溶液；②派特灵；③复方荆芥熏洗剂；④肤芩洗剂。

（5）通便药：①芪黄通秘软胶囊；②杜密克口服溶液；③麻仁软胶囊；④首荟通便胶囊；⑤令泽舒。

（6）止泻药：①复方嗜酸乳杆菌片；②莎尔福；③固本益肠片。

（7）止痛药：①复方盐酸利多卡因注射液；②诺扬鼻喷剂；③奥布卡因凝胶。

19. 致康胶囊为何能治疗痔疮？如何服用？

致康胶囊是一种中成药胶囊剂，吸收了古方七厘散、腐尽生肌散等经典古方之精华，结合临床实践科学组方而成，能促进组织修复，改善微循环，止血止痛，抗菌消炎，已载入《中成药临床应用指南》和《中国药典》。方中由大黄、黄连、三七、白芷、阿胶、龙骨（煅）、白及、醋没药、海螵蛸、茜草、龙血竭、甘草、珍珠、冰片组成。本药具有清热凉血止血、化瘀生肌止痛之功效，用于便血、崩漏及呕血等，如痔疮、直肠炎、肛瘘、肛裂、肛周脓肿、肛周疾病出血及肛肠疾病术后等。孕妇禁用本药。

用法用量：口服，一次 2 ～ 4 粒，一日 3 次；或遵医嘱。

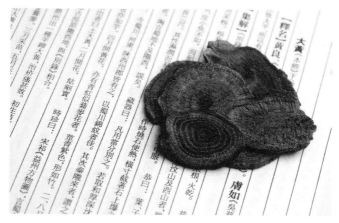

大黄

20. 爱脉朗为何能治疗痔疮？如何服用？

爱脉朗（柑橘黄酮片）为复方制剂，每片含柑橘黄酮（纯化微粒化黄酮成分）500mg，其中90%为地奥司明450mg，10%以橙皮苷形式表示的黄酮类成分50mg。其作用：①通过延长去甲肾上腺素诱导的静脉收缩时间而增强静脉张力（在发热、酸中毒状态下仍有此作用）。②降低白细胞与血管内皮细胞的黏附与移行，减少崩解后炎性物质（如组胺、缓激肽、补体、白三烯、前列腺素、过多的自由基等）的释放，从而使毛细血管通透性降低。③降低血液黏滞度，加快血液流速，从而改善微循环淤滞。④改善淋巴循环，加快组织液回流，减轻水肿。爱脉朗用于痔疮，既可减轻痔疮的急性症状，也可降低其发作频率和持续时间。主要是治疗与急性痔发作有关的各种症状，治疗与静脉淋巴功能不全相关的各种症状（腿部沉重、疼痛、晨起酸胀不适感）。

用法用量：口服。对于静脉功能不全和慢性痔疮：每日 2 片。早晨单次剂量 2 片与早晚各服 1 片的临床疗效是一致的。至少服用 2 个月。对于痔疮急性发作：前 4 天每天 6 片，后 3 天每天 4 片。然后每天服用 2 片直至症状消失为止。服药剂量：常用剂量为每日 2 片。

21. 消脱止 –M（草木犀流浸液片）为何能治疗痔疮？如何服用？

消脱止 –M（草木犀流浸液片）主要成分为消脱止（每片 400mg，内含草木犀流浸液 25mg，相当于香豆素 0.2 ~ 0.25mg）。本药适用于消炎、镇痛、利尿、促进创面修复。

用法用量：口服，成人每天服 3 次，每次 1 ~ 4 片。用量可根据年龄及症状而增减。

22. 迈之灵片为何能治疗痔疮？如何服用？

迈之灵片由马栗提取物（每片150mg，按无水七叶皂苷素计算，相当于30mg三萜糖苷）构成。该药适用于痔静脉曲张引起的内、外痔急性发作症状。

用法用量：成人每日2次，早、晚各1次，每次1~2片。病情较重或治疗初期，每日2次，每次2片，或遵医嘱服用。20天为一疗程。

23. 不手术可以治疗痔疮吗？

可以。在痔疮的初期和无症状静止期的痔，只需增加纤维食物，改变不良的大便习惯，保持大便通畅，而无须特殊治疗。也就是说即使患者通过检查发现内痔、外痔、混合痔，只要没有出血、脱出和疼痛等症状，就可以不必行手术治疗。应做到：①调整饮食和排便习惯，保持大便通畅；②避免久坐、久站，要注意经常变换体位，做到劳逸结合；③出现痔核脱出，应及时温水坐浴，洗净后将痔核送回肛内，防止发生嵌顿；④还可以用熏洗、外敷、栓剂、内服药物等进行治疗；⑤及时治疗肠道慢性疾病，如腹泻、痢疾、肠炎等。

24. "不住院、不开刀、随治随走"是真的吗？

　　肛肠病治疗是一门严谨的医学科学，而不是儿戏。目前，有些小医院、小诊所为了追求经济效益，扩大宣传，招摇撞骗，导致很多患者轻信广告而延误治疗，遗憾终生。一些有关治疗肛肠病的虚假广告铺天盖地，令人目不暇接，都说是"祖传秘方"，方法一个比一个简单，疗效一个比一个神奇，"微创无痛苦，根治不复发""手术无痛，一秒完成，随治随走""无须开刀，杜绝复发"等，电视、广播、报纸、网络甚至公共厕所、公交车、电线杆，铺天盖地的广告让不少患者无法辨别真假，其实这些十有八九都是骗人的。那些所谓的"肛肠专家、名医"，从身份上看没有资质，从条件上看没有必需的设备，从技术上看治疗方法原始陈旧，很多所谓的祖传秘方，已是目前临床上淘汰的方法。"无任何痛苦"更是一种"障眼法"，就在手术实施切割的那一刻，才知道医生所谓的"无痛"带来的还是患者的嗷嗷大叫。这些"无痛手术""一针见效"明显是缺乏科学依据的虚假宣传，但还有不少人相信，这的确值得令人深思。因此，作为患者，一定要尊重科学，提高自我保护意识，不要相信虚假的宣传，最好到正规医院检查，由专科医师做出诊治，以免误诊误治。不要过于追求所谓的"不住院、不开刀、随治随走、永不复发"，因为不合理的过度治疗，可能会造成大出血、肛门狭窄、肛门失禁等严重并发症、后遗症，甚至导致死亡。

25. 痔疮出血可以治愈吗？

一期内痔的特点是便血，所以要尽快结束排便，出血很快就会止住。只要养成良好的排便习惯和合理的饮食习惯，保持排便通畅，痔疮便血是可以缓解的。

26. 出现便血、肛门肿物脱出、肛门疼痛等症状后该怎么办？

出现上述症状的患者最正确的做法就是要及时就医，尤其是对于第一次出现这样的症状且从来没有去医院做过检查的患者。如果因为疾病部位特殊而

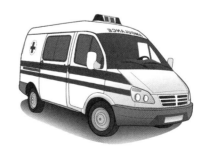

羞于启齿或者随着症状的发作和缓解交替而忽略了及时就医，导致病情逐渐严重，轻者会影响生活质量，重者则导致生命危险。便血、肛门异物脱出、肛门疼痛等症状都可能由不同的肛肠疾病导致，需要专业医师加以鉴别和治疗。如果已经确诊，医生会给出针对疾病的治疗和保养的建议。

27. 肛门瘙痒时怎么办？

肛门瘙痒总是让人难以忍受，忍不住去抓挠。抓破后继发细菌感染使病情恶化，就更加奇痒难忍。因此最重要的是发痒的时候用热水把臀部洗干净，但不要使用肥皂，另外不要因为痒，就使劲用毛巾蹭，应用手指或软纱布轻轻地洗。

洗完后，用干毛巾贴在肛门周围把水分吸干。不要用力擦，要轻轻地蘸。因为有水汽还会痒，所以不要马上穿内衣，待完全干燥后再穿。化纤内衣不透气，最好穿棉制的、透气性好的内衣。

痔疮患者不痒的时候也要经常坐浴，以保持臀部清洁，几天不换内衣、不洗澡、不注意卫生，即使没有痔疮也会发痒。

洗臀部不能止痒时，也可涂市售止痒膏，如果没有效果就立即停止使用，因为止痒膏本身也会引起发痒。最安全的办法是让医生诊断清楚，使用医生开具的处方药。

28. 治痔疮需要因人而异吗?

（1）糖尿病患者得痔疮后，应将痔疮的轻重与糖尿病的轻重结合考虑治疗。最好是等待糖尿病的病情稳定后再选择适宜的治痔疮疗法。

（2）中风患者因病后肢体活动功能受限，久卧久坐易生痔疮。对于轻度瘫痪或半瘫痪，在拐杖帮助下可下地活动者，采用早期预防和治疗的原则，如适当运动和根据病情采取手术或非手术疗法等。对于重度瘫痪完全卧床的患者，不论痔疮症状的轻重，均以内服、外用药物治疗为宜，如凉血地黄汤煎服，京万红痔疮膏、肤痔清软膏、复方多黏菌素 B 软膏外敷。

（3）小儿痔疮的发病率低，治疗宜采用中药外治等简便无痛苦的治疗方法。平时多注意调整饮食，让小儿多吃新鲜蔬菜、水果及蜂蜜。小儿便秘者，服用杜密克口服溶液。便后或临睡前用温水清洗肛门，以改善肛门血液循环。

（4）老年人由于肛门部的神经、血管、肌肉、韧带等都已松弛无力，极易患痔疮。治疗时尤为棘手。最好是采用内服消肿止痛、润肠化痔药物，同时外用中药熏洗或涂搽痔疮膏或使用栓剂。

29. 痔疮在什么情况下需要手术治疗？

目前国内外的学者普遍认为，痔疮治疗的目的在于解除或减少患者的痛苦，提高生活质量。

痔疮如出现下列情况，建议最好进行手术治疗：①反复大量地出血；②出血量虽不多，但每次排便都便血，持续时间长；③反复发生痔核脱出嵌顿，伴剧烈疼痛；④排便时剧痛，影响排便；⑤重度内痔，排便、走路、下蹲时痔核即可脱出；⑥外痔症状加重，皮赘增大，有明显疼痛、红肿、瘙痒者；⑦痔疮肿痛、糜烂、渗液，影响生活和工作者。

30. 痔疮为什么选择手术治疗？

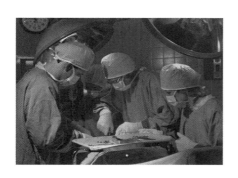

手术疗法简便易行、安全可靠，对患者工作与生活影响小，成本低廉，是最好的治疗方法。痔疮与其他疾病不同，只要无症状也不影

响日常生活，一般不需要手术。无论多安全的手术，因对身体都有损伤，所以一般作为最后的选择。大多数人不喜欢手术，但也有很多人愿意接受手术治疗，他们的想法是，手术治疗干净彻底、能去根。痔疮如出现下列情况说明痔疮较严重，服药难以使痔疮消失，建议最好进行手术治疗。手术疗法的适应证是二期、三期、四期内痔、混合痔、嵌顿痔和各种外痔。手术疗法的优点是治疗彻底，缺点是痛苦大。目前临床上首选微创手术治疗痔疮，效果显著。

31. 什么情况下外痔需要手术治疗？

大多数人都有外痔，有的外痔没有症状则不需要手术治疗，经保守治疗及平时的预防即可控制。对于外痔的治疗来说，是否应该采用手术治疗的方法完全取决于外痔造成症状的严重程度。

大部分小的静脉曲张性外痔或小的皮赘外痔无明显症状，也不会引起其他不良后果，故不必手术。但对于以下病例，则需要考虑手术。

（1）血栓性外痔经保守治疗无效者。

（2）炎性外痔有明显疼痛、红肿、瘙痒者。

（3）结缔组织性外痔，皮赘较大，影响肛门部位清洁者。

因此，并不是所有的外痔都需要行手术治疗，外痔是否需要手术治疗是根据外痔的具体情况来决定的。了解清楚了这些，就可以知道外痔在什么情况下要手术治疗，节省开支的同时，还能有效治疗外痔。

32. 常用的痔疮微创技术有哪些？

微创理念和微创技术是现代外科最重要的内容之一，其原则为用尽可能最小的创伤，达到患者最想达到的医疗效果。在这一原则的指导下，应该摒弃"见痔就治"的传统观念，积极开展微创手术。常用的主要技术有：注射疗法、套扎疗法、吻合器痔上黏膜环切术（PPH 术）、选择性痔上黏膜切除吻合术（TST）、铜离子电化学疗法及痔动脉结扎术等。

33. 舒大夫磁疗棒是怎么回事？

舒大夫磁疗棒是美国 Dr.Luis·Lopez（路易斯·洛佩兹博士）以不可再生的国家战略性资源——稀土为原料，通过高科技创新技术，在磁疗棒周围产生互为反向旋转的动态 3D 磁场，磁场强度也呈脉冲状强弱交替变化。通过磁场改善肛周微循环，从而达到治疗的目的。该疗法设计合理、技术先进、纯物理治疗、安全无创、疗效确切、无不良反应、可反复使用，值得临床推广。

34. 舒大夫磁疗棒的治疗原理是什么？

磁疗棒独有的互为反向旋转的脉冲磁场比恒定磁场具有更大的穿透性、更强的磁感应作用。人体内的血液、体液、细胞介质、离子等在磁疗棒的磁场内会产生定向运动力（洛伦兹力），可增加酶的活性，调节内分泌，改善神经系统传导功能（镇静止痛），降低血液黏稠度，显著改善机体深部的微循环状态。

35. 舒大夫磁疗棒适用于哪些情况？

（1）痔疮所引起的便血、疼痛、肛门潮湿、肛门瘙痒、肛门坠胀、便秘等临床症状。

（2）肛窦炎、直肠炎、肛门直肠神经症引起的肛门坠胀、肛门疼痛。

（3）肛肠手术后康复治疗。

（4）盆底疾病的康复治疗。

36. 内痔注射疗法是怎么回事?

内痔注射疗法俗称"一针灵",是将硬化剂(或称枯痔液)注入痔核内,使之引起轻微的无菌性炎症,从而粘连、封闭痔疮内的血管,导致纤维组织形成,从而达到止血和防止痔核脱垂的目的。本法适用于无并发症的各期内痔,特别是一期、二期内痔。年老体弱、严重高血压、有心肝肾等疾病的内痔患者均可适用。外痔、内痔伴有肛周慢性炎症或腹泻者禁用。该疗法的优点是操作简便,患者的耐受性好,痛苦小,疗效明确,而且不影响日常生活工作。常用药物有芍倍注射液、消痔灵注射液、聚桂醇注射液和矾藤痔注射液。

37. 注射疗法的适应证和禁忌证有哪些?

注射疗法是将药物注射在痔核的分布区域,使其起到使痔核组织萎缩硬化的作用,达到治疗目的。其代表药物为中药提取的硬化萎缩剂,如芍倍注射液。

适应证:适用于无并发症的各期内痔,特别是一期、二期内痔。年老体弱、严重高血压、有心肝肾等疾病的内痔患者均可适用。

禁忌证：各种急性疾病，肛门周围急慢性炎症或腹泻；痔疮伴有严重肺结核、高血压、肝肾疾病或血液病患者；因腹腔肿瘤引起的内痔和临产期孕妇等。

38. 注射疗法常用药物有哪些？

常用药物有芍倍注射液、消痔灵注射液、聚桂醇注射液和矾藤痔注射液等。

39. 聚桂醇注射液有何作用？

聚桂醇注射液在 2008 年 10 月作为国家专利新药问世，是目前国内唯一获 CFDA 批准的可用于静脉腔内注射的专业硬化剂，具有硬化和止血的双重作用，是一种对血管、组织刺激反应较小的硬化剂，具有疗效确切、安全、并发症少的优点，还具有一定的局麻镇痛作用，可以有效减轻患者注射后的疼痛感。聚桂醇注射液注入内痔黏膜下基底部或痔核内，可对内痔黏膜下层及痔核内的静脉及小动脉产生刺激，迅速破坏血管内皮细胞，使作用部位的纤维蛋白、血小板、红细胞聚集沉积。同时，由于药品的化学作用，可使内痔静脉团块及周围黏膜组织产生无菌性炎症，引起内痔静脉团块及黏膜损伤，纤维细胞增生，以达到使内痔静脉团块萎缩的效果。本药适用于保守治疗无效的一至三期内痔及合并高血压病、糖尿病、重度贫血等不能耐受手术治疗的内痔患者。

　　用法用量：选取聚桂醇注射液原液做痔黏膜下层注射。一期内痔只需做痔核本体注射，二期、三期内痔应做黏膜下层高低位注射。单次治疗总量不超过 20mL。

40. 芍倍注射液有何作用？

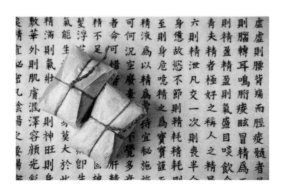

芍倍注射液（原名安氏化痔液）是 1990 年由安阿玥发明并研制的纯中药复方注射剂。根据中医"酸可收敛，涩可固脱"的理论，选择具有收敛固涩、凉血止血、活血化瘀功效的多味中药，经特殊萃取工艺制成注射剂。全方不含重金属（如砷、铝等，而多数中药硬化剂含铝成分），由柠檬酸、没食子酸、芍药苷组成，用于各期内痔及静脉曲张型混合痔治疗中的止血，使痔核萎缩。

用法用量：痔疮内注射用本品（1∶1 浓度，即本品用 0.5% 利多卡因注射液稀释 1 倍）。每位患者一次 10 ~ 20mL，平均 15mL，最大用量不超过 40mL。

41. 消痔灵注射液有何作用？

消痔灵注射液是 1977 年由兆岐教授组织研发的痔硬化剂。主要成分包括：明矾、鞣酸、三氯叔丁醇、低分子右旋糖酐注射液、枸橼酸钠、亚硫酸氢钠、甘油。其具有敛血止血的功效，用于内痔出血、各期内痔、静脉曲张性混合痔等的治疗。采用独创的四步注射疗法将其注射于内痔区域，可以引起痔核萎缩、硬化，达到治疗目的，同时安全可靠，很少引起出血、坏死、感染等并发症。

用法用量：肛门镜下内痔局部注射。内痔出血及早期内痔：用本品原液注射到黏膜下层；用量相当于内痔的体积。中、晚期内痔和静脉曲张性混合痔：按四步注射法进行，第一步和第四步用 0.5% 利多卡因注射液稀释本品原液，比例为 1∶1，第二步和第三步用 0.5% 利多卡因注射液稀释本品原液，比例为 2∶1；根据痔的大小，每个内痔注入 6 ~ 13mL，总量 20 ~ 40mL（2 ~ 4 支）。

42. 痔疮注射疗法有哪些优缺点？

　　注射疗法是将一些药物注射到内痔痔核里，让内痔痔核的蛋白质产生变性，然后让它硬化、缩小，贴到肠壁上，可以起到它应有的作用。这种注射疗法的优点主要是能在一定程度上代替手术，没有疼痛，不影响正常的生活，恢复比较快。它的缺点是没有真正切掉痔核，所以有一定复发的风险，长期的效果不是特别好。如果依然保持有不良的习惯，比如进食辛辣食物比较多导致大便比较干燥等，就很容易导致复发。

43. 痔疮患者是否都能使用注射疗法？

　　内痔注射疗法虽然日趋普及，但也有其适应证及禁忌证，它对于初期内痔疗效很好，还适用于年老体弱、大量出血所致贫血、内痔伴有其他严重疾病患者，还可应用于其他疗法所遗留下来的未处理的一期、二期内痔。对于三期内痔或混合痔的内痔部分，如无嵌顿，也可采用本方法控制症状，但难以完全治愈。此类患者的病情多较严重，有时需要多次才能较好地控制症状。有些内痔反复脱出，使黏膜下产生大量纤维组织，痔疮本身已经变硬，硬化注射效果不好。而其禁忌证有内痔嵌顿坏死、炎性水肿、外痔、发热腹泻、肛周炎症等。因此不应盲目使用内痔注射疗法，应由医生检查后，根据病情需要选择使用。

44. 广告宣传的"一针灵"治疗痔疮，真的管用吗？

内痔注射疗法俗称"一针灵"，在我国推广使用已有多年，有较好的治疗效果。用作注射疗法的药物很多，但基本上是硬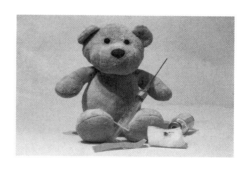化剂及坏死剂两大类，由于坏死剂所致并发症较多，现已摒弃。目前多主张用硬化剂，如消痔灵注射液、芍倍注射液等，但硬化剂若注入量过多、过深，也可发生肌肉坏死。注射疗法治疗痔核在掌握好适应证后，的确可取得一定的疗效。但是，一些个体诊所、不正规的民营医院，采用所谓"自制祖传秘方"治疗，虚假宣传，夸大疗效，手术消毒不严格，操作不规范，技术不熟练，不但没治好痔疮，而且使患者留有术后大出血、肌肉坏死、感染等严重的后遗症。

45. 什么是枯痔疗法?

枯痔疗法是一种目前在大医院肛肠科几乎不再使用的方法，属于一种传统的中医治疗痔疮的方式，它的作用原理是用一些具有刺激性作用的药物（枯痔散），通过外敷或者是注射在内痔里面，导致痔核发生炎症反应，并且出现血管闭塞，然后逐渐萎缩，从而达到治愈内痔的目的。目前，这种疗法在一些乡村医院可能还有所应用，但是在城市里的大医院很难寻其踪迹。

46. 什么是扩肛疗法?

痔疮的发生与直肠下端及肛管出口处狭窄有关。扩肛疗法是通过扩肛解除肛管出口狭窄，降低直肠肛管压力，改善局部血液循环，解除括约肌痉挛，有利于组织修复，使肛管组织恢复正常状态，达到治疗目的。

适应证：一期、二期内痔伴有狭窄者。

禁忌证：同注射疗法。

操作方法：局麻下扩张肛管，先用两手示指插入肛门，动作应轻柔，逐渐扩张，不能用暴力将肛管撕破，一般扩张以能容纳 4 指（直径 6cm）为宜。此法操作简便，不受医疗条件限制，且能保持肛管组织不受损伤，有利于维持直肠肛管压力平衡。

47. 什么是套扎疗法?

套扎疗法是根据丝线内痔结扎的原理，通过器械将橡胶圈或弹力线圈套入痔核根部，利用其较强的弹性作用，阻断内痔的血流，造成痔核缺血、坏死、脱落，然后创面经修复愈合，而达到去除痔疮的目的。这种疗法具有操作简单、患者痛苦小、疗效确切可靠的特点，适用于各种内痔及混合痔的内痔部分。胶圈套扎所用的器械称为胶圈套扎器。弹力线套扎所用的器械称为弹力线套扎器，适用于各期内痔及混合痔的内痔部分，禁忌证同注射疗法。

48. 什么是结扎疗法?

结扎疗法是用血管钳夹住内痔核基底部，用丝线在钳下缝合、结扎，最后痔核逐渐坏死、脱掉的方法。其包括单纯结扎法和分段结扎法。

（1）单纯结扎法。①适应证：二期至四期内痔；②禁忌证：同注射疗法；③操作方法：麻醉后，用组织钳将痔核牵出，用止血钳夹住痔核的基底部，用 7 ~ 10 号丝线于止血钳下结扎痔核，将痔核结扎牢靠，痔核纳入肛内，结扎后可使痔核缺血、坏死、脱落。

（2）分段结扎法。①适应证：适用于环状内痔；②禁忌证：同注射疗法；③操作方法：将环状内痔分为几个痔块，用止血钳夹住痔基底部，用丝线在止血钳下方如 "8" 字形贯穿后结扎。用同样的方法处理其他痔块。为防止因内痔结扎后，血液和淋巴回流障碍造成淤血和肛缘水肿的发生，可在结扎线下方做 0.5 ~ 1cm 的放射状减压切口引流，然后将痔核送回。

49. 什么是外剥内扎术？

外剥内扎术是临床上治疗痔疮最常用的传统手术，是将外痔组织用剪刀完全或部分切除，内痔用丝线缝合、结扎，致使痔核慢慢坏死、脱落，从而达到治疗目的。

适应证：混合痔。

禁忌证：各种急性疾病、肛门周围急慢性炎症或腹泻。

操作方法：将外痔剥离至齿状线时，组织钳将对应的齿状线上的内痔核牵出，用止血钳夹住痔核的基底部，7 ~ 10

号丝线于止血钳下结扎痔核，将痔核结扎牢靠，痔核纳入肛内，结扎后可使痔核缺血、坏死、脱落。

如果是多块混合痔或是环状混合痔，手术中注意保留适当的黏膜和皮肤，如果切口较大可采用 2–0 可吸收缝合线压皮缝合，以进一步保护黏膜及皮桥，以防术后肛门直肠狭窄。

50. 什么是混合痔切除术？

包括开放式和封闭式两个术式。前者是 Solmoa 于 1988 年在前人的基础上发展而成，切口开放不易感染，操作简便，手术时间短，效果良好，并发症少，但需靠肉芽充填，二期愈合时间长。因此，Bacon（1949 年）和 Turell（1952 年）相继提出封闭式切除术。1959 年 Ferguson 报道 25 年封闭式切除术的经验。其优点是愈合时间短，术后瘢痕较小。以后又有大量报道证明其是一种可靠的手术方式。但操作复杂，容易感染，并发症较多。因为封闭连续缝合，术后疼痛感比开放式重，故临床中已很少应用。

51. 什么是分段结扎术？

分段结扎术是 1970 年由辽宁张有生教授首先提出的治疗

环形混合痔的一种手术方法，有较好效果。但因其对患者肛管皮肤损伤较大，住院时间较长，目前，国内较少应用。该法适用于环形内痔、环形外痔、环形混合痔、嵌顿性混合痔。

52. 什么是吻合器痔上黏膜环切术（PPH术）？

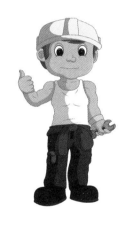

PPH术也叫吻合器痔上黏膜环切术。1998年意大利著名学者Longo根据肛垫下移学说，首先提出吻合器痔上黏膜环切术（肛垫悬吊术）治疗重度痔疮。该法效果确切，很快地受到肛肠外科专家的关注，并在国内外推广应用，是治疗痔疮的一种先进的微创手术方法。2001年，中国医科大学附属第四医院肛肠治疗中心主任李春雨教授，率先在国内开展国际上最先进的微创无痛手术（PPH术）治疗重度痔疮，现已成功治愈10000余例，达国内领先水平，深受广大患者的欢迎。

该方法采用一次性使用管型痔吻合器（AKGZB型）（PPH），经肛门口插入特制的吻合器，在直肠腔内进行缝合结扎。在直肠下端齿状线上方2～3cm处的直肠黏膜、黏膜下组织做环形切除，其会在瞬间同时吻合，吻合原理相当于"订书器"。在阻断痔的血供的同时，将滑脱肛垫组织向上悬吊固定，从而使病理状态的肛垫恢复到正常的解剖状态。该法主要适用于二期至四期内痔。一般不用于孤立的内痔。优点是手术创伤小、痛苦少、恢复快、住院时间短。缺点是PPH器材为一次性使用，因此价格略高，不适合大众人群。

53. 什么是选择性痔上黏膜切除吻合术（TST术）?

选择性痔上黏膜切除吻合术（TST术）是目前首选的治疗痔疮微创手术方法。

此法是在PPH术基础上进行升级改良，在悬吊脱垂肛垫的同时，最大限度地保留了黏膜桥，避免了术后大出血和吻合口狭窄的发生。

本法采用一次性使用管型痔吻合器（AKGZB型）（TST术），经肛门口插入特制的吻合器，在齿状线上方选择性切除直肠下端肠壁的黏膜和黏膜下层组织，同时对远近端黏膜进行吻合。优点是手术创伤更小、痛苦更少、恢复更快、住院时间短。与PPH手术相比，术后大出血和吻合口狭窄等并发症更少。本法主要适用于二期至四期内痔或以内痔为主的混合痔、环形痔。

54. TST/PPH 手术适合哪些患者?

此法适应于以下几种情况。

（1）三期、四期重度痔疮。

（2）混合痔、环形痔。

（3）混合痔合并肛裂、肛乳头瘤。

（4）直肠前突、直肠内套叠引起的便秘。

（5）工作忙，没有时间住院。

（6）害怕痛、害怕手术的患者。

（7）合并心脑血管病患者，不能耐受传统手术者。

55. TST/PPH 手术原理是什么?

其手术原理是使用特制的手术器械和吻合器，环形切除齿状线上方宽约 2cm 的直肠黏膜及黏膜下层组织后，再将直肠黏膜吻合，使脱垂的肛垫向上悬吊回缩原位，恢复肛管黏膜与肛门括约肌之间的局部解剖关系，消除痔核脱垂的症状，起到"悬吊"的作用；同时切断直肠上动静脉的终末支，减少痔核供血量，使痔核逐渐萎缩，解除痔核出血，起到"断流"的作用。此手术在肛周皮肤无切口，保留肛垫，故术后疼痛较轻、住院时间短、控排能力不受影响，无肛门狭窄和大便失禁等并发症。

56. TST/PPH 手术有哪些优点?

（1）肛门部没有手术切口，术后无痛苦。

（2）手术时间短，一般只需 10 分钟左右。

（3）手术出血少或不出血。

（4）住院时间短，一般 3 ~ 5 天即可出院。

（5）术后无肛门狭窄、大便失禁等并发症。

（6）手术彻底，不易复发。

（7）损伤小、愈合快。

（8）肛门外形美观。

57. TST 手术与传统手术有什么不同?

传统手术部位在肛门口，而 TST 手术疗法部位在直肠下段，传统手术将外痔切除，内痔结扎，肛门有创面，需要有脱核过程，术后每日要进行换药、熏洗，只能逐渐复合；而 TST 手术部位在直肠下段，选择性切除痔核上方直肠黏膜和黏膜下层，同时随即吻合，整个过程仅需几分钟，既保留了肛垫组织，肛门部又无创面，没有脱核过程，术后第一天就可以正常排便。传统手术为防止肛门狭窄需切断括约肌，而TST手术不损伤括约肌，故不会出现肛门狭窄或大便失禁。传统手术是对症治疗，TST手术则是病因治疗。

58. TST 手术是激光手术吗？

TST手术既不同于激光疗法，也不同于传统手术疗法。TST手术是利用一种特殊吻合器经肛门进入直肠腔内完成手术，切除同时随即吻合，其手术原理是悬吊和断流。整个过程仅需几分钟，保留了正常的肛垫组织，不损伤肛门括约肌，肛门部无创面，没有脱核过程，术后也不需要特殊换药。好比是一件上衣，若两条袖子不一样长时，怎么办？只好剪掉一段袖子，再缝好，这样就一样长了。而激光治疗内痔是用双极电极针抵压住内痔核黏膜后通电，使细胞电解，组织变性凝固，使黏膜下血管栓塞，痔核萎缩，从而达到治疗目的。

59. 为什么 TST 手术术后不会痛呢？

这主要与肛管直肠解剖有关。距肛门缘向上 2 ~ 3cm 处有一环状线，临床上叫作齿状线，是直肠和肛管的分水岭。齿状线上下神经支配则完全不同，齿状线上是直肠，受内脏神经支配，对牵拉、缺血非常敏感，对刀割不明显；而齿状线下是肛管，受躯体神经支配，对痛觉非常敏感，特别是对刀割、针刺更敏感，疼痛非常剧烈。

TST 手术切除吻合部位在直肠下端，仅切除直肠下段黏膜及黏膜下层，没有损伤括约肌，肛门部无手术切口，也没有手术创面，哪怕是不打麻药也不会疼痛，术后换药简单，故手术全过程无疼痛，无明显不适感觉。

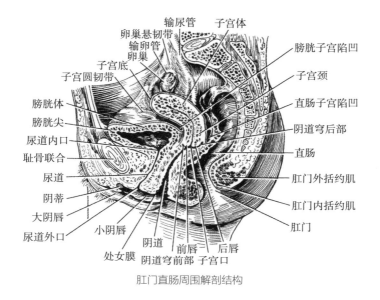

肛门直肠周围解剖结构

60. 什么是铜离子疗法?

铜离子电化学疗法是一种非手术疗法,指在电场的作用下,利用铜离子与血液中的有效成分发生电化学反应,使病变组织发生局部酸中毒并使血栓形成,从而造成痔核硬化萎缩,同时引起周围组织纤维化,减少排便时静脉丛受到的摩擦损伤,减少出血,从而达到消除黏膜下层血管出血性病变和防止脱垂的目的。

该疗法主要适用于一期痔、二期痔和部分三期痔,对于脱垂后不能还纳的四期痔不建议作为铜离子电化学疗法主要的适应证,但可作为不能进行手术治疗患者的保守疗法。

61. 什么是超声多普勒引导下的痔动脉结扎术?

多普勒引导下痔动脉结扎术(简称 DG-HAL)是在超声多普勒诊断仪引导下,准确寻找、定位供应肛门尤其是痔核区的动脉血管,并结扎动脉血管,封闭阻断进入痔核区域的血流的有效供应,使得痔核逐步萎缩并消失,最终致使痔脱垂显著减少,达到治疗痔的目的。在中国,此项技术的研究和开展已有 3 年多,积累了许多经验。研究表明,该方法的治愈率在80%以上，出血症状消失率达到96%，脱出症状消失率达到60%左右，具有安全、有效、疼痛轻、并发症少等优点。适用于二至三期内痔或以二至三期内痔为主的混合痔（即中等程度的痔患者），尤其适合以出血为主要症状的患者，对少数四期内痔患者，如年老体弱不能承受常规传统手术者或自愿选择该手术患者也适用。本手术可住院施行，也可在门诊完成。

62. DNR 等离子技术治疗是怎么回事？

DNR 低温等离子技术是一种微创技术。其利用低温等离子的钛金治疗头，以40 ~ 70℃低温对病灶进行组织凝固、切除、止血、凝血，不破坏正常组织，快速阻断痔疮供血或减少静脉倒流，使痔快速萎缩。本法适用于内痔、外痔、混合痔、肛瘘、直肠息肉。DNR 低温等离子技术过程因无痛、无辐射，出血少、愈合快、临床适应证广泛、一次性完成治疗而备受肛肠科业内推崇。

63. HCPT 技术是怎么回事？

HCPT 微创无痛技术疗法现已成为一种可靠的成熟技术。其治疗原理是利用计算机智能监控，治疗机输出的电极钳产生热效应夹住痔核，通过高频电容场，使组织内带电离子和偶极离子在两极间高速震荡产生内源性的热，药物离子能够在最短时间内顺利导入痔疮根部特别组织，使组织液干结、组织坏死，使痔核组织在数秒内自然干结而脱落，愈后计算机自动报警，达到一次性康复的目的。

该法适用于各期内痔、外痔、混合痔、直肠息肉、肛乳头肥大、肛乳头瘤、肛裂、肛门尖锐湿疣等各种肛肠疾病。

HCPT 微创无痛技术的最大特点就是手术患者不出血、痛苦小。避免后遗症和并发症，杜绝复发，功能齐全，可控性好，方便快捷，适应证广，疗效高，复发率低，患者痛苦小，门诊和住院均可操作，特别是该公司独家推出的具有国家专利技术的一次性电钳、电刀、电镊系列，提高了医生的可操作性，有效避免了医源性交叉感染现象。

64. 痔疮微创射频消融技术是怎么回事?

痔疮微创射频消融技术是一种起源于欧洲的、全新、安全、高效的微创治疗方法。近两年在欧洲已使用 3 万例以上，该项技术于 2021 年将引进中国。众所周知，传统射频的输出频率大多在 300~500KHz 之间，而微创痔疮射频消融技术的输出频率为 4MHz。如此高频率之下，电极尖端会产生超高频效应，人体组织可吸收此高频电能量，瞬间产生热能而不会产生碳化。微创痔疮射频消融技术是不需要贴皮肤电极的，安全性高；传统射频通过回路产生能量，需要贴皮肤电极，有安全隐患。并且在 4MHz 频率下，波长短，热损伤深度浅，仅作用于电极周围 3mm 半径，消融范围精准可控，仅破坏痔核内部静脉团，对其他组织无损伤。整个治疗过程最短只需要几分钟，患者无须住院，术后可立即恢复日常活动，并发症少，一般多用于门诊治疗。

65. 激光疗法是怎么回事？

痔的激光治疗方法是一种非手术疗法，是 20 世纪 60 年代出现的光电子技术，于 20 世纪 70 年代开始运用于痔的治疗。它主要是利用激光辐射的热效应对痔进行治疗。肛肠科用的激光主要有 2 种，一种是二氧化碳激光，另一种是氦氖激光。

低功率的激光可以扩张组织血管，促进血液循环，增进新陈代谢和细胞营养，并有抑菌、增强组织抗感染的能力，从而加速创面生长愈合；较高功率的激光可以在极短的时间内使治疗部位的组织温度到达 45 ~ 50℃，使组织蛋白凝固变性，引起细胞代谢及血液循环障碍，使局部组织萎缩；高功率的激光还可以使痔核组织变为焦炭状，并与基底组织分离；更高功率的激光具有很强的穿透力，能击穿照射部位组织，起到切割组织的作用，被称为"激光刀"，可以直接切除痔核。激光疗法可用于各期病情较轻的内痔、外痔、混合痔。

痔核糜烂、水肿、感染或肛门湿疹者暂不宜用激光治疗；有严重脏器功能障碍、衰竭者亦不宜用激光治疗。

66. 冷冻疗法是怎么回事？

冷冻疗法是将特制的冷冻针头浸泡在液态氮中，再用针头接触痔核，从而"冻死"痔核的方法。因浸泡在液氮中的冷冻针头的表面温度可达到零下193℃，用其接触痔核后，可使痔核温度瞬间下降而冻结，痔核组织因而被"冻死"。

因冷冻疗法的临床疗效欠佳、并发症较多等原因，加之氮的制取和保存问题，目前临床上已很少将其用于内痔的治疗。

67. 微波疗法是怎么回事？

微波是一种电磁波，当它以辐射形式通过组织时，可引起组织中的极性分子主要是水分子旋转振动而产生热效应。由于微波热效应的原理，微波热疗时，在有效辐射深度内具有产热范围局限、热分布较均匀等特点。应用微波治疗仪治疗内痔和肛窦炎等疾病时，微波治疗功率范围在 10 ~ 30mV，此时主要表现为温热效应，使肛管直肠内温度均匀升高，组织血管扩张，血液循环加快，增强白细胞吞噬功能，加速局部组织新陈代谢产物和毒素的排出，从而促进炎症的吸收，故可用于内痔和肛窦炎的治疗。一般是采用将电极插入肛内的方法。

68. 孕妇得了肛肠病怎么办？

孕妇患了肛肠病，要具体情况具体分析，因为肛肠病种类较多，且各有各的特点。孕妇患了肛肠病，总的原则是保守治疗，提倡以中医中药为主。特殊情况下可选择相对简单、痛苦小的手术方法治疗，如内痔嵌顿可采用血栓剥离术，肛周脓肿可采用切开引流术等。

69. 孕妇得了痔疮怎么办？

女性怀孕后，往往很多人会得痔疮，或者使原有的痔疮加重，故孕妇患痔疮时治疗应格外慎重。

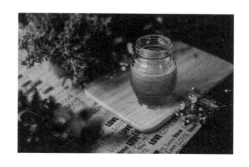

一般以保守治疗为主，应适当运动，多吃蔬菜、水果、蜂蜜等食物，便后用温水坐浴，促进肛周血液循环。如有便秘，可服用较温和的润肠通便药物。便血者可适当服止血剂和维生素 C 等。发生肿痛时可用中药熏洗坐浴、外用药物治疗。一般不主张采用手术治疗，以免出现流产或早产。

70. 孕妇痔疮出血怎么办？

若内痔出血或脱出、肿痛，则需及时到医院专科进行诊治。

（1）保持大便通畅，避免持久蹲厕排便。主要通过食物调理、定时排便、服用润肠之品等措施来调理大便。

（2）内服中药清热凉血、止血安胎汤剂或地榆槐角丸。出血量大者，可适当选用止血药物，如止血敏和维生素 K、维生素 C 等静脉滴注。

（3）如症状较轻，应以熏法外治为主，可用高锰酸钾（PP 粉）适量化水（呈淡红色）后进行温热水坐浴 10 ～ 15 分钟，利用水温促进局部的血液循环。坐浴后再涂抹一些外用药膏即可，对胎儿无影响。但马应龙麝香痔疮膏禁用。

（4）慎用刺激性强的栓剂和乳膏塞肛。因直肠内给药容易刺激位于直肠前方只一壁之隔的子宫，引起宫缩增加导致流产，特别是妊娠早期尤其要引起重视。

（5）为缓解痔疮，孕妇应有意识地多饮水，多吃富含粗纤维的蔬菜、水果。但尽量少吃辣椒、胡椒、生姜、大蒜、大葱等刺激性食物。

（6）应适当运动，无不良妊娠症状的孕妇应每天坚持做 10 ~ 30 次提肛动作（有意识地收缩肛门），能减少痔静脉丛的淤血，改善局部血液循环，减轻症状。

（7）要养成定时排便的习惯，大便时不要在厕所看书读报，避免久蹲厕所，以免引起肛管静脉扩张或曲张，便后最好用温盐水冲洗肛门，以免肛门局部受到刺激。

71. 孕妇痔疮肿痛怎么办?

孕妇患痔疮后，一般不主张立刻手术治疗，多以保守治疗为主，等到产后再行进一步治疗。

（1）要适当卧床休息以减轻腹压，保证下腔静脉回流通畅。

（2）按时排便，预防便秘。患者往往恐惧排便时的疼痛而久忍大便，这样易引起便秘，排便努挣则更加重痔疮肿痛，形成恶性循环。

（3）内服清热消肿止痛安胎汤剂。

（4）肿痛时可用中药祛毒汤等药物熏洗、坐浴，外用九华膏、四黄膏、痔疮膏等药物，也可用温盐水代替。

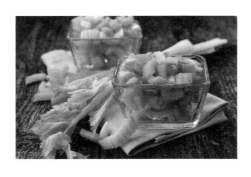

（5）经常多吃些高纤维的食物，如各种根茎类蔬菜、水果和糙米饭等。这些食物中的纤维素能作为粪便扩充剂，在大肠内吸收水分而膨胀，增加了大便的重量和体积，且能软化大便，刺激肠壁蠕动，增强便意，加速了粪便在肠道内的运转，促进大便排出，避免了便秘。要忌食辣椒、蒜、葱、姜、酒、胡椒等刺激性食物。

（6）养成良好的饮食习惯，如杜绝暴饮暴食对治疗痔疮也很有好处，因为过量饮食易引起胃肠功能紊乱，影响直肠肛门静脉的血液回流，不利于痔疮的好转。

72. 孕妇得了痔疮在什么情况下可以手术治疗？

如各种保守治疗不能改善症状，可在妊娠中期进行手术治疗，但必须得到患者和家属的同意，必须与患者交代清楚有可能产生的不良后果。这是因为不适合的治疗可能由于疼痛或精神紧张等刺激，造成孕妇流产或早产，一些抗生素的使用会给胎儿带来不良影响。

总之，孕妇患痔疮时应及时到正规医院找专科医生咨询，选择正确的治疗方案，确保母子平安。

73. 孕妇痔疮手术最佳时机是什么时候?

一般来讲，怀孕 1 ~ 3 个月是易发生流产的时期，原有痔疮的孕妇此时应避免采用各种对子宫产生刺激的保守治疗或手术方法治疗。怀孕 7 ~ 9 个月的晚期妊娠女性患痔疮后，一般也不主张采用手术方法治疗，以防早产。只有在怀孕 4 ~ 6 个月，发生流产的可能性较小，这时对于痔疮症状严重，产生贫血、脱垂嵌顿和疼痛的患者，可考虑使用仪器治疗或手术等方法治疗，但应严格掌握适应证，并在肛肠和产科医生的共同监护下进行。

74. 孕妇痔疮手术治疗注意事项有哪些?

（1）孕妇患痔疮时治疗应慎重，一般以保守治疗为主。

（2）如各种保守治疗不能改善症状，可在妊娠中期进行手术治疗，但必须征得患者和家属的同意，必须与患者交代清楚有可能产生的不良后果。这是因为不适合的治疗可能由于疼痛或精神紧张等刺激，造成孕妇流产或早产。

（3）一些抗生素的使用会给胎儿带来不良影响，有胎儿畸形的危险。

（4）手术方法可考虑使用仪器治疗，但应严格掌握适应证，并在肛肠和产科医生的共同监护下进行。

（5）为了避免怀孕期间肛肠疾病带来的麻烦，可以在计划怀孕前咨询肛肠科医生，根据医生建议对所患的痔疮、肛瘘和肛裂等疾病进行治疗。

总之，孕妇患痔疮时应及时到正规医院找专科医生咨询，选择正确的治疗方案，确保母子平安。

75. 痔疮对孕妇有影响吗？

对妊娠期痔疮，一般外痔不需特殊治疗，但内痔或混合痔最常见的症状是便时出血，而孕妇本身易发生贫血症状，加之痔疮造成的贫血将使贫血症状更加严重，这不但影响孕妇自身的健康，也影响胎儿的正常发育，易造成胎儿发育迟缓、低体重，甚至引起早产或死亡。

另外，内痔或混合痔发展到一定程度可脱出肛门外，由于痔块不断变大和脱出，以致孕妇在行走、咳嗽等腹压稍增大时，痔块即能脱出，无法参加活动，增大了妊娠后期的女性精神和体力的负担。

76. 肛肠病患者手术前必须做好哪些准备?

良好的术前准备可保证手术顺利进行，是手术成功的重要因素，不能忽视，要认真对待。对于一般患者，应全面详细掌握病史，做好全身和局部检查，明确诊断；了解实验室检查结果，如血、尿、粪常规和出凝血时间等；做胸透和心电图，根据疾病和机体情况确定有无手术禁忌证后，选择适当的麻醉和手术方式。对于特殊患者，如合并有全身疾病、心脏病、高血压和糖尿病出凝血功能障碍、严重营养不良等，术前应经内科予以纠正和系统治疗，待病情稳定后，认为可行手术时并做特殊准备后方可手术。

（1）心理准备：患者应做好充分的思想工作，消除患者和家属的顾虑，取得患者同意及合作，积极配合手术。

（2）饮食控制：手术前一般患者不限制饮食，手术前一天晚餐可给少渣食物，手术前6小时禁食水。在治疗中应禁忌热燥及刺激性食物，如酒、姜、辣椒等。

（3）皮肤准备：术前一天洗澡，剃除局部阴毛，并将肛门、臀部皮肤上的药膏、胶布用松节油擦拭干净。

（4）肠道准备（灌肠）：普通门诊手术前无须灌肠，只需患者在术前排空大便即可。住院患者在手术前2小时，用开塞露 30 ~ 40mL 或甘油灌肠剂 110mL，注入肛内，排除积粪。

（5）药物准备：术前 30 分钟注射安定 10mg，减少患者恐惧感，术前对一般手术不给抗生素，对较大而复杂手术，术前给甲硝唑等。

77. 一般痔疮患者术前应做哪些准备？

一般痔疮患者在术前做好充分的心理准备和物品准备，不仅有利于手术顺利进行，而且也有利于患者术后的康复。患者在术前应做以下准备。

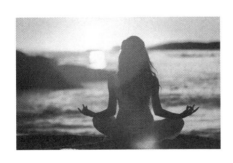

（1）保持良好的精神状态：保证足够的睡眠，以利于全身肌肉和神经的松弛，方便手术进行。

（2）戒烟戒酒：痔疮手术前必须做骶管阻滞麻醉或局部浸润麻醉，长期酗酒或吸烟者，对麻醉药不甚敏感，可能造成麻醉效果不理想，影响手术的进行或预后。为使手术过程顺利，患者应该尽早戒烟、戒酒。

（3）饮食节制：痔疮术前一般不禁食，但需控制饮食，不要摄食过多，或摄入过粗食物，以免术中大便溢出，造成伤口污染、感染。忌辛辣刺激食物，以免引起肛门直肠部位毛细血管充血过度，术中出血过多。直肠下段手术，术前2天应进无渣饮食，手术当天的早晨禁食。

（4）肠道准备：患者配合医生进行术前规范、充分的灌肠，一般需1～2次，应排完大便。这有利于术中安全操作，也有助于术后创面愈合，防止感染等并发症。

78.特殊痔疮患者术前应做哪些准备?

所谓特殊痔疮患者，是指合并心脏病、高血压和糖尿病等的痔疮患者。对于这类患者，在术前应经内科系统诊疗，病情稳定后，再会同内科医生会诊，认为可行手术时，经特殊准备才可手术。

合并心脏病：一般来讲，伴有心脏病的患者，如不经充分、周全的内科准备，其手术病死率与并发症是无心脏病患者的2～3倍。故术前应做血钠、血钾测定，纠正水、电解质失衡。期前收缩频繁者，应静脉注射利多卡因控制。

合并高血压：患者术前因精神紧张、麻醉、失血等，血压易波动，可引起脑血管意外，故不应停用降压药，保持血压稳定。一般高血压无并发症状，即使伴有左右心室肥大和心电图异常，也可考虑手术。

合并糖尿病：若不纠正过高的血糖水平而勉强手术，易致周围血管缺血、酮体酸中毒及低血糖反应等，影响创口愈合，且易感染。故术前应保持血糖和尿糖的合理水平，查无酮体，代谢平衡良好，才可手术。

合并其他特殊情况：如盲人、聋哑人、肢残人；孕妇、月经期女性；传染病（肝炎、艾滋病、梅毒、尖锐湿疣、结核病等）患者及未成年人等，在术前都有相关的要求与特殊的沟通方式。在这方面，肛肠科医生多有经验，会请相关专科医生会诊，共同采取相应的具体措施，确保手术安全进行。

79. 硫酸镁（立美舒）清洁肠道有何优势？

硫酸镁（立美舒）是一种肠道清洁药。本品的主要成分为硫酸镁，其化学名称为硫酸镁。药理作用为口服后在肠道内形成高渗状态，水分滞留肠腔，食糜容积增大，刺激肠道蠕动促进排便。该药适用于以下几种情况：①用于便秘、肠内异常发酵，亦可与驱虫剂并用；与活性炭合用，可治疗食物或药物中毒。②用于阻塞性黄疸及慢性胆囊炎。③用于惊厥、子痫、尿毒症、破伤风、高血压脑病及急性肾性高血压危象等。④用于发作频繁而其他疗法治疗效果不好的心绞痛患者，对伴有高血压的患者效果较好。⑤外用热敷，消炎去肿。

用法用量：①导泻。每次口服 5 ~ 20g，一般为清晨空腹服，同时饮 100 ~ 400mL 水，也可用水溶解后服用。②清肠。在内镜检查前 4 ~ 6 小时，硫酸镁 40g 稀释后一次性服用，同时饮水约 2000mL。③利胆。每次 2 ~ 5g，一日 3 次，饭前或两餐间服；也可服用 33% 溶液，每次 100mL。④抗惊厥、降血压等。肌内注射 25% 溶液，每次 4 ~ 10mL；或将25% 溶液 10mL 用 5% ~ 10% 葡萄糖注射液稀释成 1% 或 5%浓度后静脉滴注；治心绞痛可将 10% 溶液 10mL 用 5% ~ 10%葡萄糖注射液 10mL 稀释后缓慢静脉注射，一日 1 次，连用10 日。

80. 为什么术前清洁灌肠或肠道水疗对手术很重要？

保持清洁的手术视野，有利于手术在直视下规范地、有条不紊地进行，避免误伤正常组织。

减少手术区域的污染，降低出血、水肿和感染等并发症的发生率，有利于肛门内外伤口的康复。

当然，肠道水疗比清洁灌肠肠道净化效应更好，更有助于手术的顺利进行。肠道水疗法是一种彻底清洗结直肠内宿便、"毒素"、寄生虫和多余脂肪，最大限度地减少细菌的繁殖，保持肠内正常菌群的平衡，改善肠蠕动的治疗方法。尤其在肠道手术前进行水疗，不仅能清洗彻底，可提供更清洁的手术区域，降低切口污染的危险性，而且还有利于肠道功能恢复，减少术后腹胀和排便的痛苦。

81. 听说如果肛肠手术做不好的话会有很多并发症，是吗？

是的。如果不是规范地按照手术原则进行手术操作，术后就会出现许多并发症，甚至有些是难以治疗的。比如：肛门狭窄、肛门失禁、肛门变形、肛门上皮缺损、直肠阴道瘘、前列腺损伤等。所以，您一定要到正规医院去看病和治疗。

82. 为什么手术之后，肛门经常潮湿？

在临床，经常遇到手术后的患者出现肛门潮湿，有少许黄色分泌物溢出。这是由于肛门手术（肛瘘、肛裂、混合痔等）后形成一个纵行瘢痕沟，使肛门闭合不严，那么肠液、肛腺液就会沿纵沟流出肛门外。临床上称为肛腺液外溢，是肛门手术常见并发症的一种。

83. 肛肠病术后近期常见的并发症有哪些？如何处理？

（1）疼痛：由于手术损伤、手术中结扎部位过低、切口分泌物刺激、干硬粪便，创面神经末梢暴露，受到刺激产生而致疼痛。疼痛轻微者可不予处理，但疼痛剧烈者应给予以处理。

（2）排尿困难：多因麻醉影响、手术刺激、肛管内填塞纱布过多或肛门局部水肿发炎，而引起膀胱颈部和尿道肌肉痉挛，产生尿潴留。术后少量饮水，采用平时常用的排尿姿势，多数患者通过放松、听流水声刺激，可自行排尿。

（3）发热：术后 2 ~ 3 天内，如体温在 37.5℃左右，多为吸收热，一般不需特别处理，可自行退热；如若持续发热或体温在 38℃以上，伴白细胞增高、肛门疼痛等，多为感染引起，需进行治疗。

（4）出血：肛门直肠血管丰富，混合痔和肛瘘手术常为开放伤口，如血管结扎不牢或内痔结扎不紧或残端保留过少，结扎线滑脱，或当痔核枯萎脱落时，可出现创面渗血，甚至出现活动性出血。术后当日过早离床活动或排尿、排便，丁字带过松会引起大出血。术后大便时少许带血，一般无须处理；动脉出血，如内痔结扎线滑脱或痔核枯萎脱落时（常发生在术后 7 ~ 10 天），出血量可达数百毫升，则宜在良好麻醉下，找到出血点，行结扎或缝扎术。

（5）粪便嵌塞：因术后切口疼痛，患者恐惧排便而抑制排便，粪便在直肠内存留时间过长，水分被直肠吸收形成干硬粪便。另外，长期卧床，肠蠕动减弱而致粪嵌塞。应嘱患者术后要适当活动，多食蔬菜、水果、蜂蜜等。术后口服麻仁软胶囊等缓泻药物，以润肠通便。由于粪块干硬采用上述方法不能排出者，可用手指掏便。

（6）伤口感染：肛门手术的伤口是一种污染伤口，若消毒不彻底，术后换药不当，伤口引流不畅，手术后容易继发

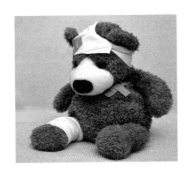

感染，形成脓肿。一旦确诊形成脓肿者，应立即切开引流，防止感染扩散，同时全身应用抗生素。对术后创口有假性愈合或引流不畅时，应及时扩创伤口，将凡士林油纱条嵌入创腔基底部，防止假性愈合。

84. 肛肠病术后远期常见的并发症有哪些？如何处理？

（1）肛缘水肿：手术结扎线过多、肛管皮肤结扎过多、

术后大便干燥、排便困难等，导致肛门血液循环障碍，回流不畅，引起切口水肿。轻度水肿，可局部中药坐浴，方用硝矾洗剂或痔疾洗液，坐浴后外敷一效膏，能清热解毒，消肿止痛。切口肉芽水肿可予10%氯化钠溶液（高渗盐水）或10%硫酸镁进行肛周外敷以脱水消肿，有良好效果。

（2）伤口愈合缓慢：伤口引流不畅、异物刺激、假性愈合是造成愈合缓慢的主要原因。对引流不畅导致伤口愈合缓慢者，应及时行扩创引流。桥形假性愈合应及时予以切开，换药时将凡士林油纱条嵌入创腔基底部。

（3）肛门狭窄：术中肛管皮肤损伤过多，术后肛管部严重感染，形成瘢痕性狭窄。狭窄程度较轻者，可采取用手指扩肛，同时配合肛肠内腔治疗仪治疗。狭窄程度较重者，可采取手术治疗。

（4）肛门失禁：肛门失禁是指肛门对粪便、气体、黏液失去控制的一种严重并发症。其原因有：①肛门及其周围组织损伤过重，瘢痕形成，肛门闭合功能不完导致失禁。②肛门括约肌损伤过多，损伤浅层及内括约肌可出现不完全失禁，切断肛管直肠环则导致完全失禁。对不完全失禁的患者，可采用提肛运动、按摩疗法、电针疗法等使肛门自主括约能力增强，缓解不完全失禁。对完全性失禁患者，可行手术治疗，但效果不理想。

85. 痔疮术后如何处理?

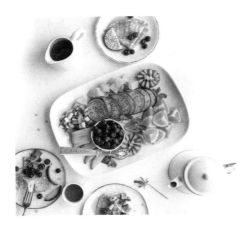

休息与活动：在术后当天应嘱患者减少活动，安静休息，避免包扎伤口敷料松动。同时良好的休息可以有效减轻术前的紧张情绪，有利于体力恢复。当伤口敷料拆除后，伤口情况稳定时，应鼓励患者下床活动，这样有助于肠蠕动的恢复和伤口引流，有利于术后排便功能的恢复和伤口愈合。对于痔疮手术，在术后 7 天左右，应适当减少剧烈活动，避免因结扎丝线脱落造成大出血。

饮食：痔疮的术后饮食一般无特殊要求，手术当天尽量以易消化的流质或半流质饮食为主，避免肠道刺激和不洁净饮食。如伤口情况稳定，应鼓励患者正常进食，并注意增加水果、蔬菜，防止排便困难。减少刺激性食物、油腻食物摄入。在肛管重建、皮瓣移植等术后需控制排便的，术后应逐渐过渡饮食，在 1 周左右时恢复正常进食。

排便：一般在手术后 24 小时内应避免排便，24 小时后应鼓励患者排便，并积极处理排便困难。对于要求控制排便的患者，可控制患者在术后 2 ~ 3 天时排便，以利于局部伤口恢复。

抗感染治疗：术后使用抗生素时间不宜过长，因肛肠手术后抗生素多为广谱或联合用药，使用时间过长易造成菌群失调，多以 3 天为宜。

熏洗坐浴：熏洗坐浴是肛肠手术后常规治疗手段之一，痔疾洗液熏洗坐浴可以有效地清除创面污染物，促进水肿吸收，能缓解括约肌痉挛，减轻疼痛，减少渗出，促进血液循环和炎症吸收，加速切口愈合。除对熏洗药物过敏的患者外，适用范围也较广泛。

86. 痔疮术后切口怎么处理？

术后切口的处理根据疾病种类和手术方式的不同有较大差异，应根据不同的情况做出相应的处理。

（1）缝合伤口：保持伤口清洁，定期换药，术后 7 天左右拆线。肛门伤口易被分泌物、大便污染，女性患者易被小便污染伤口。如有切口污染情况，应及时冲洗清洁伤口、换药。术后控制排便 3 ~ 5 天，有利于切口愈合，减少伤口的污染和感染。如缝合切口出现感染，应及时拆除缝线，予以对症处理。

（2）开放伤口：肛门疾病手术切口大多是开放性切口，由于分泌物、粪便的污染，应每天对伤口进行清洗和换药。

87. 痔疮术后疼痛怎么防治？

采用局部黏膜保护剂（俗称长效麻药）和使用镇痛药可减轻痔疮手术后疼痛。中药熏洗可活血消肿止痛，还可采用针刺龈交、二白、白环俞或肛周电刺激治疗。

排便时疼痛：为了防止术后发生粪嵌塞或大便干结排出困难，术前术后均可酌情口服麻仁丸或通便胶囊等，以减轻粪便冲击撕裂肛管伤口而引起疼痛。排便前，可用温水或中药坐浴，解除肛门括约肌痉挛，减轻粪便通过肛门时的阻力，排便后坐浴（用温水或中药粉坐浴），可清洁伤面以减少异物对创面的刺激。若大便干燥，排出困难，可用温水或甘油灌肠剂灌肠，以软化大便，减轻排便时的疼痛。

瘢痕疼痛：①由于瘢痕压迫神经末梢，偶尔可引起局部轻微的针扎样疼痛，一般不需处理治疗；②频发的、明显的瘢痕疼痛，可外用瘢痕膏，局部注射透明质酸酶，或胎盘组织液，以促进瘢痕的软化吸收；③中药熏洗：大黄、芒硝、制乳香、没药、桃仁、红花、当归，水煎外洗，每天 15 ~ 20 分钟，每天 1 ~ 2 次，以软坚散结，活血化瘀，通络止痛；④局

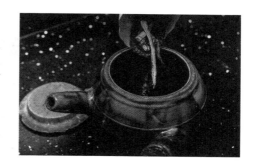

部可用红外线照射，超声波治疗或中短波进行透热治疗；⑤瘢痕挛缩、肛门狭窄致排便困难时，应切除瘢痕，松解狭窄，使粪便排出通畅。

88. 奥布卡因凝胶为何能止痛？如何使用？

盐酸奥布卡因又名丁氧基普鲁卡因，为白色或浅黄色的透明黏稠凝胶。其主要成分为盐酸奥布卡因，适用于各科检查、处置、小手术的表面麻醉和术后肛肠换药止痛。

用法用量：可用于肛肠术后换药，将消毒棉球浸润本品（根据创面大小，调整用量）涂布于肛外创面，3 分钟后开始正常换药操作；直肠、结肠镜检时，将本品 5 ~ 10mL 注入肛内和涂布肛门，3 分钟后涂抹少许本品于肠镜表面润滑即行检查，尤其是对有痔疮和肛裂等疾病患者，止痛润滑作用明显。

89. 酒石酸布托啡诺鼻喷剂（诺扬）为何能止痛？如何使用？

酒石酸布托啡诺鼻喷剂（诺扬）是一种镇痛药，是通过鼻腔给药，经鼻黏膜吸收而发挥局部或全身治疗作用的一种镇痛剂。其具有快速起效、镇痛持久、安全性高、依赖性低、副作用少、无创给药、舒适轻松、携带方便等优点。

本品的主要成分酒石酸布托啡诺，每喷含酒石酸布托啡诺 1mg，适用于治疗各种癌性疼痛、手术后疼痛、肛肠术后换药镇痛。

用法用量：①每次 1 ~ 2 喷，每日 3 ~ 4 次。一般情况下，初始剂量为 1mg（一喷的喷量）。如果 60 ~ 90 分钟没有较好的镇痛作用，可再喷 1mg（一喷的喷量）。如果需要，初始剂量 3 ~ 4 小时后可再次给药。②患者剧痛时，初始剂量可为 2mg（二喷的喷量）。患者可止痛休息和保持睡意，这种情况 3 ~ 4 小时不要重复给药。③老年患者、肝肾功能不全者的初始剂量应控制在 1mg（一喷的喷量）以内，如有需要，在 90 ~ 120 分钟再给药 1mg（一喷的喷量）。这些人的重复给药剂量需根据药物反应情况而定，不必固定给药间隔时间，间隔时间一般应不少于 6 小时。

90. 痔疮术后肛门伤口疼痛能热敷吗?

痔疮手术后, 由于个体反应的差异, 对疼痛的耐受性有着较大的不同。一般情况下, 手术后不需给镇痛药。但有些患者术后麻醉药代谢完

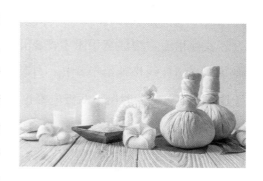

毕, 或术后第一晚伤口疼痛较重, 对此, 可给予安定及止痛类药, 疼痛严重者可使用哌替啶、强痛定类, 但忌长期或大量使用, 以免成瘾。

有些门诊患者术后返回家后, 由于肛门伤口疼痛难耐, 致使患者辗转反侧, 甚则下地行走, 使伤口更加疼痛, 又无药可用, 就使用热毛巾热敷骶尾部, 或热水坐浴伤口处, 或用热水袋热敷局部。这种做法尽管有可能暂时缓解疼痛, 但却使伤口加压松弛, 引发出血, 造成局部血肿, 导致较严重的后果。因此, 术后 24 小时内疼痛较重时, 应随时使用止痛药, 或到医院就诊, 而不能热敷。

91. 痔疮术后出血怎么防治？

各种痔疮手术都有发生出血的可能，部分患者手术后可有迟发性出血。应注意手术中严密止血和术后观察，寻找出血原因，结扎线松弛给予紧扎，外切口有活动性出血时可给予压迫止血，必要时给予双极电凝止血。

92. 痔疮术后发热如何防治？

（1）手术后吸收热：如术后近期内发热，体温在 37.5～38℃，白细胞计数正常或略有升高，且时间多在 1～3 天，常为手术损伤或药物影响所致，临床可称为吸收热，一般不需特殊处理，几天后发热可自行消退。如体温虽不超过 38℃，但自觉症状较重，或体温超过 38℃或合并外感时，可用解热镇痛药如安痛定、扑热息痛等。如突然高热可肌内注射安痛定，每次 2mL。中药解表剂对术后吸收热尤其合并外感时，效果较好。

（2）个别患者术后当日或 1～2 天出现高热，体温在 38℃以上，一般并非感染，可能为外感，应查白细胞计数，以便区分。如术后感染所致发热，一般体温较高，可逐渐升至38℃以上，也可突然高热，发生时间多在术后3天以后，如不及时处理，其出现时间较长，且热势逐渐加重。

（3）感染发热：可用抗生素等抗菌药物治疗，或服清热解毒剂和清热利湿剂。感染局部也要做必要清创处理。如持续发热，体温升高明显或体温波动较大，伴随出现伤口疼痛，肛门部坠胀感明显，应考虑伤口感染或脓腔处理不彻底，应仔细检查伤口并及时清创引流，积极控制感染灶。并于处理感染灶后，给予抗生素控制感染，防止病情进一步加重。

（4）消痔灵注射术后，如果肛门坠胀感明显，体温升高，注射部位黏膜色泽改变，或局部先出现硬结，进而转变为黏膜下波动感，应考虑局部黏膜坏死继发感染，可予甲硝唑保留灌肠，并控制全身感染，如不能控制症状，应考虑手术治疗，使黏膜下感染得到适当的引流，进而使症状得到控制。

93. 痔疮术后感染如何防治？

虽然痔疮的手术基本都是在污染区进行的，但术后感染发生并不常见。这主要是由于术后伤口多为开放伤口，引流情况较好，伤口不易积存容易导致感染的污物。同时，由于采用术后坐浴治疗，避免了大部分皮肤问题（蜂窝织炎、脓肿等）。痔疮术后感染大都是在对肛门、直肠和结肠疾病实施手术或治疗时引起的继发感染。原有的感染如肛周脓肿等不属此范围。

局部出现红、肿、热、痛等感染征象时应及时处理，可外敷金黄散或黄连软膏，缝合的伤口可做间断拆线。

脓肿已成者，应及时切开引流，防止感染扩散。

有桥形愈合或引流不畅者，应及时切开，填入纱条引流，防止假性愈合。

因感染继发大出血者，在止血的同时应控制感染，促进创面修复。

应用抗生素：为防止感染扩散，对患者做全身性抗感染治疗。

应用中药熏洗。

筋膜以下的严重感染：应及早扩创，多切口引流减压。对有窦道形成的应做利于引流的"八"字形切口，同时清除肉芽组织。对于少数的特异性感染应大胆扩创，清创彻底。

94. 痔疮术后排不出尿怎么办？

术前排空膀胱，控制输液量和输液速度，选择合适的麻醉方式可预防尿潴留的发生。如发生尿潴留可采用针刺关元、三阴交、至阴，还可用耳压、中药内服的方法治疗，必要时导尿。

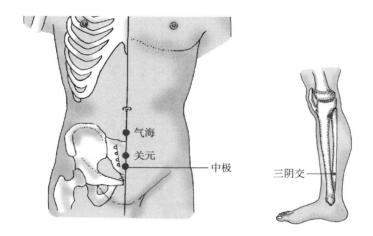

一般肛门直肠疾病局麻术后应鼓励患者适当饮水，及时排尿，若术后 8 小时仍未排尿，小腹胀满，可给予局部热敷。若因对环境改变或体位变化而排尿困难者，可搀扶患者去厕所排尿，并让患者听流水声，以起到暗示和条件反射等诱导作用，从而达到排尿的目的。

松解敷料法：如果肛门直肠内外填塞纱条敷料过多、过紧，可直接给予松动敷料或拉出纱条少许，即可缓解尿道压迫的情况及肛门括约肌的痉挛情况，但要防止创面渗血。

针灸疗法：用针刺或隔姜灸中极、关元、气海、三阴交等穴，可帮助患者排尿。

药物治疗：可用新斯的明肌内注射，兴奋膀胱逼尿肌以帮助排尿（适用于因麻醉药物作用而引起的尿潴留）；亦可口服盐酸特拉唑嗪片，拮抗 α_1 肾上腺素受体，改善慢性膀胱阻滞者的尿道功能和症状。中药可选用八正散、五苓散、金匮肾气丸等，或用单味鲜柳叶或干柳叶水煎服，或用大葱、盐，共捣成泥状，炒热贴敷小腹部均可。

导尿：上述治疗无效而叩诊患者膀胱充盈平脐时，或患者自觉症状明显，可行保留导尿。

95. 痔疮术后排便困难如何防治？

因术后切口疼痛，患者恐惧排便而抑制排便，粪便在直肠内存留时间过长，水分被直肠吸收形成干硬粪便。另外，患者因为肛门疼痛而不敢吃东西，吃的东西比较少，尤其是纤维素含量高的食物比较少，肠道里没有足量的食物残渣形成粪便，导致几天才有一次大便，这个时候大便就容易干。应嘱患者术后要适当活动，多食蔬菜、水果、蜂蜜等。术后口服杜密克、麻仁软胶囊、首荟通便胶囊等缓泻药物，以润肠通便。

96. 首荟通便胶囊为何能治疗便秘？如何服用？

首荟通便胶囊又名顺益舒，是一种润肠通便药。该药通过提高肠道动力，增加结肠黏液的分泌，有效改善便秘症状，提高便秘患者的生活质量。组方来源于多年的临床经验方，临床用于功能性便秘的患者。该药由何首乌、芦荟、决明子、枸杞子、阿胶、人参、白术、枳实组成。方中人参补气，阿胶补血，白术补脾，枸杞子补肾，不单纯泻下，气血动力双补，体现了以补治秘、攻补兼施的治则，养阴益气，泄浊通便。其主要用于功能性便秘，中医辨证属气阴两虚兼毒邪内蕴证者，症见便秘，腹胀，口燥咽干，神疲乏力，五心烦热，舌质红嫩或淡，舌苔白或白腻，脉沉细或滑数。对肝功能不全者，既往有何首乌或含何首乌制剂引起肝损伤病史者、孕妇及哺乳期女性禁用。

用法用量：饭后温开水送服。一次 2 粒，一日 3 次。疗程为 14 天。

97. 杜密克为何能治疗便秘？如何服用？

杜密克又名乳果糖口服溶液，4-O-β-D-吡喃半乳糖基-D-果糖是荷兰生产的乳果糖，得到国内外指南强烈推荐。该药用于慢性便秘、习惯性便秘的治疗，特别是老年人、儿童、孕妇等特殊人群的便秘治疗，有效期为 36 个月，也可用于治疗和预防肝昏迷或昏迷前状态的肝性脑病。临床常用的规格分别是 200mL/ 瓶，高密度聚乙烯瓶装；15mL/ 袋，6袋 / 盒，聚乙烯铝袋装。其组成为每 100mL 乳果糖口服溶液含乳果糖 67g，半乳糖 ≤ 10g，乳糖 ≤ 6g。杜密克不含任何辅料。

乳果糖在结肠中被消化道菌丛转化成低分子量有机酸，导致肠道内 pH 下降，并通过保留水分，增加粪便体积。上述作用刺激结肠蠕动，保持大便通畅，缓解便秘，同时恢复结肠的生理节律。

在肝性脑病（PSE）、肝昏迷和昏迷前期，上述作用促进肠道嗜酸菌（如乳酸杆菌）的生长，抑制蛋白分解菌，使氨转变为离子状态；通过降低接触 pH，发挥渗透效应，并改善细菌氨代谢，从而发挥导泻作用。

用法用量：①乳果糖应直接吞服而不应在口中停留。应根据个人需要调整用药剂量。②如每日 1 次治疗，则应在相同时间服药，如早餐时。缓泻剂治疗期间，建议每日摄入足量的液体（1.5 ~ 2L）。③常规剂量 15mL，一日 2 次，对于手术患者，术后使用至少 4 周，有利于术后快速康复。对于瓶装杜密克，可使用量杯。对于 15mL 单剂量袋装杜密克，撕开包装袋一角后即刻服用。

98. 麻仁软胶囊为何能治疗便秘？如何服用？

麻仁软胶囊是在麻仁丸原方基础上，经中药材提取和乳化等多道工艺制成的高浓度无糖型软胶囊制剂。其主要用于治疗中老年便秘、习惯性便秘、久病术后便秘、痔疮便秘等。方中火麻仁润肠通便为主药；辅以白芍养阴濡坚，杏仁降气润肠；佐以枳实破结，厚朴除满，大黄通下。纵观全方，润肠药与泻下药同用，具有润而不腻、泻而不峻、下不伤正、润肠通便之功。

用法用量：口服。平时一次 1 ~ 2 粒，一日 1 次，急用时一次 2 粒（每粒 0.6g），一日 3 次。

99. 芪黄通秘软胶囊有何功效？如何服用？

芪黄通秘软胶囊益气养血，润肠通便，用于功能性便秘，辨证属虚秘。君药为黄芪、当归，具有健脾益气、补血润肠功效；臣药为肉苁蓉、何首乌、核桃肉、黑芝麻，补肝肾，益精血，润肠通便；佐药为大黄、枳实、决明子，通便导滞，兼制当归等之温性，杏仁、桃仁降肺气，润肠通便。整个组方标本兼顾，攻补兼施，益气养血，通而不泻，避免因泻而损伤患者。

用法用量：口服，饭后半小时服用。一次3粒，一日2次。

100. 痔疮术后腹泻如何防治？

腹泻的原因有很多，基本上跟痔疮手术没有关系。如痔疮术后发生腹泻，平时要注意合理饮食，忌辛辣、生冷、油腻等刺激性的食物，注意肛门清洁卫生；可以在医生的指导下服用温和调理肠胃的中成药四磨汤口服液来帮助胃肠功能恢复，缓解腹泻的情况；或可以服用益君康、莎尔福等治疗。建议可去综合医院复查，明确病情。

101. 益君康有何功效？如何服用？

益君康又称复方嗜酸乳杆菌片，是一种以生物学途径调整肠道菌群的生物制剂，也是目前国内市场上唯一可常温保存的四联活菌制剂。通过补充益生菌，调节肠道蠕动，增强免疫，促进消化发挥作用，具有四菌协同、胃肠同治等优点。经多年临床用药经验，推荐在肠镜检查1周内补充这种多联菌株益生菌，有助于快速恢复肠道菌群平衡。本品为复方制剂，每片含嗜酸乳杆菌 5×10^6 个。辅料为淀粉、蔗糖。本品用于肠道菌群失调引起的肠功能紊乱，急慢性腹泻、便秘、功能性消化不良、IBS、UC 及小儿反复性腹泻、儿童消化不良等。

用法用量：口服。成人一次 1 ~ 2 片，一日 3 次。儿童用量请咨询医师或药师。

102. 莎尔福有何功效？如何服用？

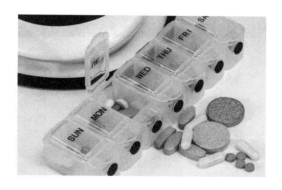

莎尔福又名美沙拉嗪肠溶片，本品主要成分为美沙拉嗪。美沙拉嗪的体外实验表明其对一些炎症介质（前列腺素、白三烯 B_4、C_4）的生物合成和释放有抑制作用，其作用机制是通过抑制血小板激活因子的活性和抑制结肠黏膜脂肪酸氧化，来改善结肠黏膜炎症。体外研究显示美沙拉嗪对肠黏膜前列腺素的含量有一定影响，具有清除活性氧自由基的功能，对脂氧合酶可能起到一定的抑制作用。口服后在肠道释放美沙拉嗪。美沙拉嗪到达肠道后主要局部作用于肠黏膜和黏膜下层组织。美沙拉嗪的生物利用度或血浆浓度与治疗无关。本药适用于溃疡性结肠炎的急性发作和维持治疗，以及克罗恩病急性发作。

用法用量：①口服。常用剂量为 1.5g/d，对于 0.25g 片，一次 2 片，一日 3 次。②如果治疗剂量大于 1.5g/d，尽可能服用 0.5g 片。③每次服用时，应在早、中、晚餐前 1 小时服用，并整片用足够的水送服；疗程请遵医嘱。

103. 康复新液（天舒欣）有何功效？如何服用？

康复新液（天舒欣）由美洲大蠊干燥虫体的乙醇提取物组成。功效：通利血脉，养阴生肌。内服：用于瘀血阻滞之胃痛出血、胃十二指肠溃疡的治疗，以及阴虚肺痨、肺结核的辅助治疗。外用：用于金疮、外伤、溃疡、瘘管、烧伤、烫伤、褥疮之创面。

用法用量：①内服：一次 10mL，一日 3 次，或遵医嘱；②外用：用医用纱布浸透药液后敷于患处，感染创面先清创后再用本品冲洗，并用浸透本品的纱布填塞或敷用。

104. 康复新液（京新）有何功效？如何服用？

康复新液（京新）由美洲大蠊干燥虫体的乙醇提取物组成。有效成分主要有表皮生长因子、多元醇类、黏多糖、核苷类和多种氨基酸等。作用：①促进肉芽组织生长：能显著促进肉芽组织生长，促进血管新生，加速坏死组织脱落，迅速修复各类溃疡及创伤创面。②抗炎、消除炎性水肿：可抑制组织氨所致小鼠皮内色素渗出和抑制二甲苯所致小鼠耳郭肿胀。③提高机体免疫功能：能提高巨噬细胞的吞噬能力；提高淋巴细胞及血清溶菌酶的活性，使体内 SOD 值回升，调节机体的生理平衡。④本品对幽门结扎型胃溃疡及无水乙醇型胃溃疡有明显的保护作用，能明显减少胃液分泌量、总酸排出量及胃蛋白酶排出量，对消化性溃疡有疗效，能有效预防慢性结肠炎。攻效：通利血脉，养阴生肌。内服：用于瘀血阻滞之胃痛出血、胃十二指肠溃疡的治疗，以及阴虚肺痨、肺结核的辅助治疗。外用：用于金疮、外伤、溃疡、瘘管、烧伤、烫伤、褥疮之创面。

用法用量：①内服：一次 10mL，一日 3 次，或遵医嘱。②外用：a. 冲洗：取康复新液 100mL 放入喷壶内，喷壶口对准患处，由内到外，自上而下，进行缓慢喷洒冲洗，感染创面先清创后再用本品冲洗。每次 50mL，一日 2 次。b. 湿敷：将康复新液 100mL 倒入容器内，医用纱布在药液中浸透后，敷于患处。定时用无菌镊子夹取纱布浸药后淋药液于敷布上，保持湿润 20 分钟，一日 2 次。c. 坐浴：将康复新液 200mL，加入 40 ~ 45℃的温水稀释至 1200mL（1∶5 温水稀释），趁热先熏洗，后坐浴。每次 15 ~ 20 分钟，一日 1 次。

105. 康复新液（好医生）有何功效？如何服用？

组成：美洲大蠊干燥虫体提取物。

攻效：通利血脉，养阴生肌。内服：用于瘀血阻滞之胃痛出血、胃及十二指肠溃疡，以及阴虚肺痨、肺结核的辅助治疗。外用：用于金疮、外伤、溃疡、瘘管、烧伤、烫伤、褥疮之创面。

用法用量：①内服：一次 10mL，一日 3 次，或遵医嘱。②外用：用医用纱布浸透药液后敷于患处，感染创面先清创后再用本品冲洗，并用浸透本品的纱布填塞或敷用。

106. 固本益肠片有何功效？如何服用？

组成：黄芪、
党参、白术、延
胡索等。

功效：健脾
温肾，涩肠止泻。

主治：用于
脾虚或脾肾阳虚

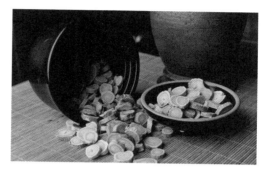

黄芪

所致慢性泄泻，症见慢性腹痛腹泻、大便清稀或有黏液血便、
食少腹胀、腰酸乏力、形寒肢冷，舌淡苔白，脉虚。

用法：口服，一次 8 片，一日 3 次。30 天为一疗程，连
服 2 ~ 3 个疗程。

107. 痔疮术后患者发生晕厥怎么办？

术后晕厥是突然发生的大脑组织一过性供血不足所引起
的短暂意识丧失。主要表现为意识丧失，面色苍白，重者出
现抽搐、心率快、血压低等。在痔疮手术后，由于种种不良
因素的刺激，某些患者发生晕厥。虽多为一过性的，常不需

特殊处理即可恢复，但因其发生时可导致意外伤害，故急需积极防治。

（1）检测心率、血压、呼吸情况，必要时应查快速血糖。

（2）晕厥发作，立即平卧，头低脚高位，松解衣领，必要时给予吸氧。

（3）若为大出血，迅速补充血容量，立即止血。

（4）针刺人中、百会、涌泉等。

（5）饮热茶、姜糖、糖开水。

（6）恢复慢者，可用葡萄糖静脉注射，麻黄碱、副肾素皮下注射。

108. 痔疮手术后什么时候可以开始过性生活？

这是痔疮患者在手术后经常提到的一个问题。其实对这个问题不能笼统地一概而论，应根据不同的手术方式、术后伤口恢复情况及个人身体状况而定。痔疮手术后早期，创面未愈合之前，尤其是内痔结扎线未脱落、PPH/TST 术吻合钉未脱净时，应当禁止性生活。因为性生活会加重会阴部的充血和出血，导致创面出血、吻合口出血、切口感染、愈合延迟等。一般来讲，痔疮手术后一个月，只要创口长好，肛门部位无明显不适，心理状态和身体都已恢复正常，经医生检查同意后，便可恢复正常的性生活。当然，创面愈合后如能适当延长一段时间再恢复性生活，会更有利于身体的恢复。

109. 肛门部手术能否引起肛门失禁?

有的肛瘘患者，经手术治疗后反而出现干粪和稀粪均不能随意控制，常有粪便流出，影响了肛门括约肌的生理功能，妨碍了正常生活和工作。这时，我们认为这个肛瘘手术失败了，并留下了后遗症——肛门失禁。那是否所有肛门部的手术都会引起肛门失禁呢?

一般来说，不是所有的肛门手术都会引起肛门失禁。但是，若在手术时破坏和损伤了肛门外括约肌深部、肛门直肠环、支配肛门直肠神经及耻骨直肠肌，就可引起肛门失禁或不完全失禁。高位性肛瘘和复杂性肛瘘手术就很容易引起肛门失禁，其并发症、后遗症多，复发率亦高，属于难治性肛瘘。

因此，肛肠医生必须熟悉肛门直肠的解剖生理，及其肛门括约肌的生理作用。对于复杂和侵犯肛门括约肌功能严重的瘘管，应分期分次手术，或配合挂线等疗法综合治疗，多能取得满意疗效。

110. 痔疮手术会不会导致肛门失禁?

在门诊,我们碰到好多痔疮患者,他们在准备做手术之前,都很担忧痔疮手术后大便会失禁,答案是:肯定不会。

肛门的括约肌功能,或者说人控制排便的能力,主要是依靠肛门直肠环对肛门有括约作用实现的。此环形如皮筋,由耻骨直肠肌与内、外括约肌和直肠环肌的一部分联合构成,手术中只要不损伤此环,就不会导致大便失禁。而痔疮手术只是切除多余的皮赘和剥离皮下的痔血管,根本不损伤肌肉,所以说痔疮手术不会导致大便失禁。

反而因为术中结扎痔核过多过紧,以及术后切口的瘢痕粘连愈合,有导致肛门狭窄的可能,有经验的手术医生会在术中手法和术后换药的细节处理上避免出现这个问题。

111. 肛门手术后出现肛门狭窄怎么办?

这是因为手术时对肛门、肛管皮肤黏膜切除过多,组织缺损后出现的肛门、肛管狭窄。治疗时,示指不能入肛,大便排出困难。如果经过手指扩肛不能缓解,则需手术治疗,实施瘢痕松解术。

112.肛门手术后出现肛门失禁怎么办?

肛门手术时,如果括约肌破坏过多,则会出现不同程度的肛门失禁,包括气体失禁、液体失禁、稀便失禁和成形便失禁。轻度的失禁(气体、液体)可以通过缩肛运动和其他保守疗法进行改善;但是严重失禁(软便、成形便)必须通过肛门整形术、括约肌修补术才能解决。但是恢复到正常生理功能还是不太容易的。

113. 溃疡性结肠炎合并肛窦炎应如何治疗?

对于并发于慢性溃疡性结肠炎和克罗恩病的肛窦炎,治疗应以溃疡性结肠炎或克罗恩病为主。局部治疗可参照前述肛窦炎的治疗方法进行。

114. 做完痔疮手术后为啥要坐浴熏洗?

药物坐浴熏洗有消炎止痛、促进创面愈合、预防创面感染的作用。

115. 如何进行肛肠疾病的坐浴熏洗?

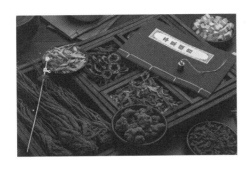

中药熏洗坐浴疗法是中医传统的外治方法，在肛肠科运用很普遍。熏洗坐浴可疏通经络，调和气血，活血化瘀，燥湿杀虫，从而达到消肿、止痒、止痛的目的。

熏洗法即把药物加水煮沸或用散剂冲泡后，先以其蒸汽熏肛门部位，待药物温度降至皮肤可以耐受时，即可以坐浴15～20分钟。熏洗及坐浴可以起到清洁肛门、促进局部血液循环、促进创面愈合、防止感染的作用。一般坐浴熏洗所用的中草药多具有清热解毒、活血消肿的功效。临床常用的熏洗药有硝矾洗剂、痔疾洗液等，疗效可靠，使用方便。

116. 激光坐浴机与普通熏洗椅熏洗有何不同?

激光坐浴机包括激光照射疗法、传统盆式温热坐浴、中医特色药物三大要素，是集药物坐浴、激光照射、温热清洗、气泡按摩、热风风干五大功能于一体的坐浴熏洗机，为盆底疾病的治疗和肛肠术后康复提供了一种有效的方法，持续为医院和患者创造最大的综合效益。

117. 激光坐浴机的作用原理是什么？

激光坐浴机的机理是应用激光的生物刺激作用，结合热水坐浴、气泡按摩共同作用于人体病变组织和经络穴位，进而促进血液循环和代谢，改善机体免疫功能，达到消炎、镇痛、加速愈合的目的。

118. 激光坐浴机熏洗有何优势？

（1）精确恒定的水温有利于充分发挥药物的作用，并让敏感的创口尽量避免因水温变化造成的刺激。

（2）运用 650nm 激光的生物刺激作用，消炎镇痛，促进伤口的修复与愈合。

（3）自动清洗盆底创面，促进血液循环从而减轻疼痛。

（4）创口清洗完成后自动热风风干，避免患者盆底创面周围潮湿，有利于创面出血凝固结痂，同时也方便换药。

因此，激光坐浴机具有安全、有效、方便、舒适等优点。

119. 肤芩洗剂为何能治疗痔疮？如何外用？

肤芩洗剂是在经典古方基础上升级优化，精选优质药材研制而成，具有清热燥湿、解毒止痒、消肿止痛等功能，对肛门瘙痒症、肛周红肿热痛、湿疹瘙痒等具有高效的治疗作用。

本品有明显的止痒作用，组方中含有苦参、花椒、地肤子等传统止痒中药，通过抑制单核巨噬细胞系统的吞噬功能及迟发型超敏反应，抑制突触前 N- 型钙通道，影响外周 DRG 到脊髓的突触传递等起到止痒的作用。本品具有抗炎作用，组方中的黄芩通过下调炎性细胞因子（如 IL-1、IL-6 及肿瘤坏死因子等）的表达产生抗炎作用。本品还具有广谱抗菌作用，药理研究显示本品对大肠杆菌、金黄色葡萄球菌等细菌，白色念珠菌等真菌，均具有较强的抑制和杀灭作用。同时本品具有镇痛作用。

用法用量：外用，每 10mL 加水稀释至 300mL，每日 1 ~ 2 次，洗患处，坐浴效果更佳，7 天为一疗程。

120. 派特灵有何作用？如何外用？

派特灵于 1995 年由中国科学院研制，于 1997 年上市，用于人乳头瘤病毒（HPV）感染引起的各部位尖锐湿疣疾病，治愈率 93.3%，总有效率 95.6%。用于宫颈 HR-HPV 持续感染转阴率 78.6%，宫颈鳞状上皮内瘤变逆转率 86.3%。据临床观察和患者的反馈，该制剂祛除尖锐湿疣的效果明显，且复发率低，对于顽固性、复发性、巨大型、疑难部位尖锐湿疣（如肛周、肛管等部位）及儿童尖锐湿疣尤其适用，是目前针对尖锐湿疣的一种有效新方法。

药理作用：该制剂通过细胞毒性作用抑制瘤体细胞的增殖，引起瘤体细胞坏死脱落，并通过个别药物的剥脱作用，增强对瘤体细胞的破坏，在破坏细胞的同

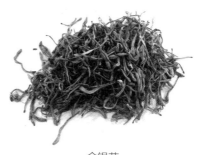

金银花

时对细胞内生存的 HPV 病原体亦起到杀灭作用。本品为一种纯中药制剂，由金银花、苦参、蛇床子、鸦胆子、白花蛇舌草等 10 余味中药配伍而成。主要适用于由 HPV 感染引起的尖锐湿疣及高危型 HPV 引起的肛门病变。

用法用量：第一步，用棉签将原液外涂于疣体及周围区域，每日早晚各 1 次，每次可反复涂抹 3 遍使其充分吸收。对疣体较大或面积较大的可用湿敷方法，每次 15 分钟以内，

连续使用 3 天，停用 4 天为 1 个疗程，停用期间涂抹"沙棘油"以促进创面愈合。第二步，待疣体脱落并创面愈合后，再重复 3 ~ 4 个疗程，以进一步清除亚临床及病毒。第三步，为防复发阶段，可用 4 ~ 6 层纱布浸透派特灵 50 倍稀释液湿敷原皮损部位及相邻部位，每次 10 分钟以内，第 1 个月每日 1 次，第 2、3 个月每 2 天 1 次。

121. 复方荆芥熏洗剂为何能治疗痔疮？如何外用？

复方荆芥熏洗剂组成：荆芥 120g，防风 120g，透骨草 300g，生川乌 90g，虾蟆草 300g，生草乌 90g，苦参 120g。其具有祛风燥湿、消肿止痛的功能，适用于外痔、混合痔、内痔脱垂嵌顿、肛裂、肛周脓肿、肛瘘急性发作。

用法用量：外用，一次 10g，用 1000 ~ 1500mL 沸水冲开，趁热先熏后洗患处，每次 20 ~ 30 分钟，一日 2 次。

122. 中医治疗肛肠病的治法是什么？

中医治疗肛肠病的治则是消、托、补。

（1）消法是用消散的药物，使初起的肛周痈疽和炎性外痔等得到消散，免受清脓和切开之苦。此法适用于没有成脓的肛周痈疽、炎性外痔、血栓外痔和肛裂等病，但具体应用时较为灵活。因为各种疾病的病因不同，其性质也各不相同，所以治疗方法也必须因病而异。若有表邪者宜解表，里实者宜通便，热毒蕴结者应清热解毒，寒邪凝结者宜温阳散结，气滞者宜理气调气，血瘀者要活血化瘀。同时，还要根据患者体质的强弱，痈疽所属的不同经络，灵活施治。

（2）托法是运用补益气血的药物，扶助正气，托毒外泄，以免毒邪内陷。此法适用于肛周脓肿中期，正气虚弱，不能托毒外透。若正气未虚而毒邪较盛，可用提脓的药物促进其早日排出脓毒。

（3）补法是使用补益的药物，恢复正气，助养患处新生，使创口早日愈合。此法适用于年老体虚，气血亏虚，溃疡久不收口，或肛肠病术后，热毒已去，病灶已除，而精神衰弱，元气亏虚，脓水清稀，创口难敛者，以及便血和脱垂的患者。凡气血亏虚者宜补养气血，脾胃虚弱者宜健脾养胃，肝肾不足者宜补益肝肾等。但在毒邪未尽时，切忌早用补法，以免病邪内蕴，久而为患。

123. 中医治疗痔疮的基本要点是什么？

中医治疗痔疮的基本要点非常精练，可概括为 16 个字，即内痔内治、外痔外治、轻视肛缘、保护肛管。内痔多用保守疗法，如药物、坐浴、灌肠等；外痔多用手术疗法，如结扎、切除等；无论内治还是外治法，都要加强对肛管的保护，保证肛管解剖的完整性和功能的健全非常重要，是第一位的，因为其涉及肛门的精细感觉和括约肌的收缩功能，不允许受到任何的损害或削弱；而肛门边缘组织相对于肛管而言，则地位稍次，有主次之分，但肛缘组织也不是可有可无，能保留者尽量保留，不可无原则地被伤害。

124. 痔疮治疗为何采取中西医互补、手术与非手术疗法相结合的原则？

目前，痔疮的治疗主要有保守治疗和手术治疗两种基本方法。痔疮初期，可内外结合治疗，如中西药内服，用熏洗类中西药外洗肛门，痔疮肿痛者可外搽痔疮膏或用痔疮栓塞肛等。经保守治疗半年以上无效者，应考虑手术，主要方法有切除、结扎、吻合器痔上黏膜环切术（PPH）、选择性痔上黏膜切除术（TST）和彩色多普勒引导下的痔动脉结扎术等。

西医学认为，若是重度痔、急性痔等，经规范保守治疗确实无效者，无论是病理解剖，还是生理功能，已经不再具有可逆性者，应果断选择手术治疗，否则只会延误病情，增加患者痛苦。

　　痔疮的临床表现复杂，病情较长，对不同时期、不同类型的痔疮，应选择不同的治疗方法，不能盲目采用一种方法代替其他所有方法，应坚持中西医互补、手术与非手术相结合的原则，设计个体化的治疗方案。

125. 中医治疗痔疮的方法有哪些?

　　中医治疗痔疮的方法有很多，包括熏洗、坐浴、药物内服、药物敷贴、塞药、灌肠、结扎、割治、注射、针灸等方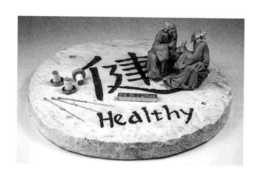法。基本包括了各种类型、不同病期痔疮的治疗方法。

126. 中医治疗痔疮的内治法有哪些?

　　中医中药痔疮内治法归纳为消、托、补三大方法。具体见 P180 "122" 问。

127. 中医治疗痔疮的外治法有哪些?

痔疮等肛肠病的中医外治法，是运用手术和一定的器械，配合使用药物等，直接作用于体表的痔疮等病变部位，以达到治病目的。此法不但可以配合内治法提高治疗效果，缩短疗程，而且许多肛肠疾病专用外治法就能收效，如严重的肛肠痈疽及复杂性肛瘘等。外治法的应用同内治法一样，也应辨证论治，按疾病的不同发展过程和性质，采用不同的治疗方法。外治法大致归纳为药物疗法、手术方法、洗涤法、针灸法、灌肠法和栓塞法等。

128. 痔疮手术患者需住院吗?

痔疮手术患者不是必须住院，但病情复杂，治疗难度大，需特殊的术前准备和术后护理，容易出现某些严重并发症，痛苦较重，活动不方便或有相应手术禁忌证时，均需住院治疗。如内痔和混合痔手术、肛瘘和肛周脓肿根治术、肛裂根治术、肛乳头和直肠息肉摘除术、肛门狭窄松解术、直肠癌手术等，均需住院治疗。

129. 当日手术当日即可出院是怎么回事?

当日手术当日即可出院即手术后当天就能回家。当使用PPH、多普勒引导痔动脉结扎等手术时,患者当日出院是可能的。但是应该注意,当日出院也存在相应风险。因为"当日手术,当日出院"有很大诱惑力,也常成为一些医院的广告词,过分夸大了其优点,而对缺点只字不提,有的医院打出的广告甚至带有欺骗性。对此患者应该注意。

130. 得了痔疮都需要治疗吗? 什么情况下必须到医院进行治疗?

目前,国内外肛肠界遵守的标准是"不要对没有肛门体征的症状进行治疗,也不要治疗没有症状的肛门体征"。如果痔疮仅有肛门皮赘、少量便血,无其他不舒适,暂时可以不治疗。当痔疮出现大便带鲜血、脱出、疼痛等临床症状时,不要惊慌和恐惧、讳疾忌医或自作主张地买一些药物使用,应该尽早治疗,否则的话,会给患者带来肉体和精神上的双重痛苦。如痔疮出血,日久不治会导致恶性贫血;痔核经常脱出,就有嵌顿坏死的可能等。简单地说就是有症状就治疗,无症状就可以不治。检查和治疗上，最好选择正规医院，不要相信虚假广告。

131. 哪些肛肠疾病治疗可在门诊进行？

一般来说，一些患者无手术禁忌证，术后安全、痛苦轻，不需特别护理治疗的肛肠疾病均可在门诊进行治疗，如血栓性外痔剥离术、外痔切除术、内痔注射治疗、肛裂扩肛治疗、肛周小脓肿的简单切开排脓、肛门湿疹的封闭治疗等，均可以在门诊进行。

132. 哪些肛肠疾病治疗需要住院？

具体见 P184 "128" 问。

133. 做痔疮手术疼吗？

做痔疮手术并不疼，因为痔疮手术是在麻醉状态下进行的，如腰部麻醉或局部麻醉。所以患者不要太过紧张，但是手术后随着麻药药效的降低，患者都会出现不同程度的疼痛，一般在手术后一星期左右疼痛逐渐减轻。

134. 通常所说的"全麻"或"半麻"指的是什么?

"全麻"即全身麻醉,手术中您将完全失去知觉和痛觉。医生经静脉将麻醉药物注入您的体内,在您睡着后将气管插管插入气管,帮助您呼吸,并吸入麻醉气体。"半麻"下您是清醒的,如果您希望睡着,也可给予您镇静剂。"半麻"包括局部麻醉、骶管麻醉、硬膜外麻醉、腰麻(蛛网膜下腔麻醉)及硬脊膜外腔阻滞麻醉和腰硬联合阻滞麻醉(双阻滞麻醉)等。

135. 做痔疮手术都采用什么麻醉?

痔疮手术可以采用局部麻醉、骶管麻醉及双阻滞麻醉,其中局部麻醉持续时间短,适用于单纯的血栓外痔剥离术及内痔注射术;骶管麻醉及双阻滞麻醉适用于混合痔手术。

136. 做肛肠手术选择哪种麻醉方法好?

肛周、肛管、直肠和结肠的手术应按疾病的种类和患者的情况,选用不同的麻醉方法。一般来说,肛门、肛管和直肠下段的手术多采用局部麻醉（局麻）、骶管阻滞麻醉、硬脊膜外腔阻滞麻醉和腰硬联合阻滞麻醉（双阻滞麻醉），以骶管阻滞麻醉和鞍状麻醉为多。直肠和结肠的手术多采用连续硬脊膜外腔阻滞麻醉或全身麻醉。门诊手术多采用局麻，简便易行，安全有效，费用低廉，临床常用。住院手术多采用骶管阻滞麻醉或双阻滞麻醉，具有起效迅速、镇痛效果确切、肌松效果好、局麻药用量小等优点。

137. 骶管麻醉是怎么回事？

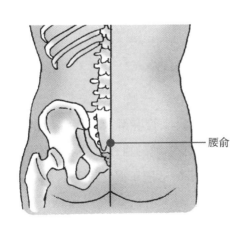

腰俞

骶管麻醉是经骶裂孔将局麻药注入骶管腔内，阻滞骶脊神经，亦称骶管阻滞，是硬膜外阻滞的一种。简化骶管麻醉是在骶管麻醉的基础上加以改进简化操作而成。骶管阻滞麻醉通过阻滞骶脊神经而抑制其传导。麻醉区包括会阴部、肛管和直肠，适用于肛门、肛管和直肠下段疾病的手术。因经骶裂孔注药点正是中医学的腰俞穴，故又称腰俞麻醉。麻药注入在骶管腔内，骶管腔也是硬膜外腔的下部，所以也是低位硬膜外麻醉。因骶管腔已无蛛网膜下腔，故不会误刺而发生麻醉意外，比较安全。麻药注入骶管腔内使骶神经传导阻滞而产生麻醉，术中可完全无痛，还可使括约肌充分松弛，便于手术操作。本法操作简便，安全有效，无脊椎麻醉后反应，对心血管系统无明显扰乱，被肛肠外科医师普遍采用，是肛门手术常用的麻醉方法。缺点是操作较烦琐，注射麻醉药后须等待一定时间才能达到完全麻醉，有时麻醉不完全，还有少数患者注射时和注射后发生惊厥。

138. 长效麻醉为何会有镇痛效果？

肛门手术后疼痛是肛肠外科面临的重要问题，可是从前人们一直认为术后疼痛是不可避免的，是手术治疗伴随的必然现象。但因肛门痛觉非常敏感，术后要发生剧烈疼痛，并可导致尿潴留，所以，解决肛肠手术后疼痛问题尤为重要。局部长效止痛剂是一种注射液，它基本上解决了肛门部手术后的止痛问题。只要正确掌握操作方法和使用剂量，止痛作用可持续 1 ~ 3 周。其主要成分是亚甲蓝，局部注射后可使神经末梢纤维结合，产生可逆性末梢神经髓质的损害，4 小时后神经麻痹，失去痛觉而产生止痛效果。局部感觉迟钝，痛觉减轻或消失，但括约肌功能正常，不会因此而引起短时间肛门失禁。亚甲蓝入血后，经肾排出，排尿呈蓝色，对人体无毒副作用。常用药有克泽普、亚甲蓝等。

139. 克泽普为何能长效止痛？效果如何？

克泽普（复方盐酸利多卡因注射液）是一种长效局麻止痛剂，为国家准字号药品，目前主要用于局部浸润麻醉及止痛，如术后镇痛、分娩镇痛等，并应用于神经阻滞治疗多种疼痛。克泽普注射液的主要优点为一次给药镇痛时间长，平均镇痛时间 2 ~ 10 天，可大大降低医生和患者的负担，应用简便，可应用于多个临床科室。本品为盐酸利多卡因与薄荷脑等的灭菌稀醇溶液，无色澄明，pH 4.0 ~ 6.0，含 0.8% 的盐酸利多卡因与 0.133% 的薄荷脑。适用于：①局部浸润麻醉：肛肠科及外科手术切口部位的局部浸润麻醉、手术麻醉、术后镇痛等；②神经阻滞：治疗各种神经痛如三叉神经痛、肋间神经痛等，神经阻滞用于术后镇痛等；③局部封闭：治疗各种顽固性瘙痒性皮肤病如神经性皮炎等。

用法用量：①用于普外科、妇产科等手术科室，做局部浸润麻醉，根据切口大小，一般用量 10 ~ 20mL；用于肛肠科疾病，做肛门周围浸润麻醉，一般用量 15 ~ 20mL。②用于普外科及其他外科手术，做术后长效镇痛，于缝合切口前将药物均匀注入切口缘皮下，一般用量 5 ~ 20mL；用于肛肠科疾病，于手术结束后在切口边缘皮下浸润注射，一般用量 10 ~ 20mL。

140. 肛肠病门诊手术后应注意什么？

许多基层医疗机构或个体诊所，没有住院条件或患者不愿意住院，常在门诊手术，但门诊手术要承担一定的风险。故应注意以下几点。

（1）手术后留观半小时，观察有无不良反应。如有反应，则对症处理。

（2）离院前检查局部有无渗血，胶布和丁字带有无松脱。术后回家要坐车，不要骑自行车回家。

（3）交代术后医嘱和术后用药方法，并发给术后医嘱单，留下患者家庭住址及电话号码，向家属交代做好家庭病床护理，并记下门诊电话号码或医生电话号码，随时用电话报告术后经过和变化。

（4）肛门部位敷料至少要在 6 小时后才能去掉，一般在第二天早晨去掉。

（5）手术当日因肛内填塞纱布，麻醉失效后仍有便意感，应忍耐不宜排便，以减少伤口出血，手术后第一天如有便可照常排便。

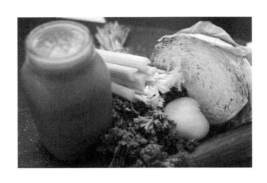

（6）照常饮食，不能怕痛而不吃饭。多喝菜汤和开水，多吃地瓜、蔬菜和水果防止大便干燥。不要自服泻剂。至少3日内不饮酒，不吃辛辣刺激性食物。禁酒及辣椒等刺激性食物。

（7）每次排便都有微痛和少量带血，皆属术后正常反应，不必担心。术后排尿呈绿色，是用美蓝长效止痛剂的结果，不必担心。如排尿困难可到附近社区医院或诊所肌内注射新斯的明 0.1mg，一般无须导尿。

（8）便后用硝矾洗剂或痔疾洗液，先熏后洗，消炎又止痛。熏洗后用痔疮栓缓慢塞入肛内。

（9）如疼痛明显，口服止痛剂，常可服氨酚待因片 2 ~ 4 片即可止痛。为预防感染，可选用不同的抗生素，可按各药说明服用 1 周。

（10）定期到医院换药、复查。

141. 什么情况下肛肠疾病不必手术治疗?

总的来说,运用保守治疗就能够有效控制症状的、发展缓慢的良性肛肠疾病均不必手术治疗,有手术禁忌证者则不适合手术治疗。

治疗目的在于解除或减少患者的痛苦,改善生命质量,据此有的学者指出,肛肠疾病的一般治疗原则是治疗症状,而不是治疗具体的病变本身,只要治疗后症状(即痛苦)消失或得到有效控制,而且治疗方法简便易行、安全,对患者工作和生活影响小,成本低廉,就是最好的治疗方法。

具体来说,痔疮中的炎性外痔、静脉曲张性外痔、结缔组织外痔、较小的血栓性外痔、内痔初期、二期内痔早期、一期和二期肛裂、肛窦炎、较小的肛乳头肥大、直肠炎、肛门湿疹、较轻的肛管直肠狭窄、肛管直肠黏膜脱垂等,均可采用非手术疗法来消除或减轻病痛。

142. 肛乳头肥大应如何治疗?

单纯的肛乳头肥大可在局麻下切除或结扎切除。因肛窦炎、肛裂、直肠炎等引发的肛乳头肥大和肛乳头炎,必须同时治疗原发疾病，否则还会引发他处的肛乳头肥大和肛乳头炎。暂时不能进行手术治疗者，可给予对症处理，减轻病痛。基本方法同肛窦炎的保守治疗。

143. 直肠脱垂如何治疗?

儿童直肠脱垂因有自愈倾向，一般以保守疗法为主。发生于成人的一、二、三度直肠脱垂以采用注射疗法为主，配合针灸、内服补中益气丸的方法治疗，肛门松弛者还要做肛管紧缩术。采用保守方法无效或失败的病例，可考虑采用手术治疗。

144. 直肠脱垂伴有肛门失禁时应如何治疗?

直肠脱垂伴有肛门失禁者，一般应在治疗直肠脱垂的同时加做肛门紧缩术或肛门环缩术。肛门紧缩术是在肛门后侧用肠线将外括约肌浅层缝合 2 ~ 3 针，闭合肛门后间隙，并使肛管与直肠形成弯曲角度。肛门环缩术是用银丝、硅胶、尼龙网带或自身筋膜、韧带等植入外括约肌浅层和内括约肌之间，使其呈环状，使肛门紧缩到能自然通过一示指的程度。

145. 直肠息肉该如何治疗？

直肠息肉的治疗，原则上应尽早予以摘除。对病变范围广、暂不能摘除或手术者，可予以止血、抗感染及营养支持等对症处理，如口服止血药、中药保留灌肠、中医辨证施治等。

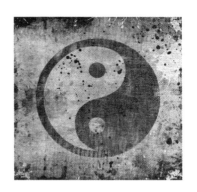

146. 什么情况下肠息肉可以在内窥镜下摘除或灼除？

较小的（不超过 1cm）、带蒂或基底狭小的直肠息肉，位置低者（约 7cm 以下）可经肛门予以结扎切除；位置高者可在内窥镜下予以套扎摘除或电灼切除。

147. 什么情况下肠息肉需要手术切除？

对于息肉大、位置高、基底宽，经肛门不能切除，并高度怀疑癌变或异型增生Ⅱ、Ⅲ级者，应采用经骶前或经开腹的手术治疗。

148. 直肠息肉会不会复发？为什么要定期复查？

直肠息肉无论是经结肠镜电灼切除或外科手术切除，都容易在 4 年内复发，在第 1 年内复发者最多。有人报告，大肠腺瘤性息肉经治疗后，有 1/4 ~ 1/3 的患者会复发，故直肠息肉治疗后要定期复查。绒毛状腺瘤直径大于 1cm 者，息肉数目在 3 ~ 5 个以上者，有息肉家族史者，以及 65 岁以上的男性患者，更应注意复查。

149. 直肠息肉治疗后隔多长时间进行复查？

第一次复查宜在手术后 3 ~ 6 个月进行，以后每年复查一次。可做内窥镜（乙状结肠镜、纤维结肠镜、电子结肠镜）或气钡灌肠，甚至腔内 B 超复查。复查的目的不仅是及时发现再发的息肉而尽早给予恰当的处理，更重要的是为了发现息肉是否癌变，以便对所发现的癌变及时进行外科手术治疗。

150. 既有痔疮又有其他肛门病时应如何治疗？

一般情况下，在痔与肛裂、肛乳头肥大、肛周脓肿、肛瘘等肛门良性病同时并发时，只要这些疾病不是特别严重，可以同时治疗或手术。因同时并发的肛门病常会相互影响，或有因果关系，如不处理有时反而会影响单一治疗的疗效，所以理论上也应该同时予以治疗或手术。但如单一病变很严重，很难全面兼顾时，有时往往以急、重者为先，以后再治疗病情较缓者，或治疗以急、重者为主，轻、缓者为次。

151. 有没有一种对各种类型的痔疮都有神奇疗效的方法？

目前没有，从理论上讲也不可能有。因为无论内痔、外痔还是混合痔，在其发病的各个阶段均有不同的性质和特征，所以其治疗方法也不能一样。而且无论任何一种治疗方法、药物、器械都有一定的适应证，只有在合适的适应证、正确的操作下才能取得一定的疗效。

152. 为什么说痔疮术后换药很重要？

由于肛门位置特殊，容易受到两侧臀部肌肉挤压，暴露较差，且每日要进行排便，容易受到刺激与污染，同时肛门手术创面多是开放性的创面，大部分位于肛门内，容易出现创面引流不畅、肉芽增生、水肿、出血、延期愈合，甚至创面感染导致病变复发等情况，一般不换药就不容易正常愈合。同时，痔疮手术后常有内痔结扎线、切口缝合线等特殊情况，需要在换药时予以观察并及时处理。此外肛门部位换药也是一个重要的治疗过程。所以肛肠病手术后的换药显得特别重要。

153. 美辛唑酮红古豆醇酯栓为何能治疗痔疮？如何外用？

美辛唑酮红古豆醇酯栓又名红古豆，是一种栓剂。本品为复方制剂，每粒含吲哚美辛 75mg、呋喃唑酮 0.1g、红古豆醇酯 5mg、颠茄流浸膏 30mg、冰片 1mg。其具有消炎、止痛、消肿痔的功效，适用于内痔、外痔、肛门肿胀、瘘管、肛裂等肛肠疾病及痔瘘手术后止痛。青光眼患者和对本品成分过敏者禁用。

用法用量：外用。一日 1 ~ 2 次，每次 1 粒，临睡前或大便后塞入肛门。使用时戴塑料指套，而后洗手。

154. 普济痔疮栓为何能治疗痔疮？如何外用？

普济痔疮栓是一种复方制剂，由熊胆粉、冰片、猪胆粉组成。猪胆粉能清热解毒和收痔，冰片则有很好的清热止痛之功效，而熊胆粉具有敛疮止血、止痛及清热解毒之功。按照中医治疗理论"热者寒之"，普济痔疮栓成分均属寒凉之品，对实热证的治疗更合适。中药塞药疗法也是中医特色疗法之一，将普济痔疮栓直肠给药，其可借助体温，缓慢融化于直肠内部，直接作用于创面，再经肠道黏膜吸收，更好地发挥止血、清热解毒、生肌收敛和消肿止痛的作用。该药具有清热解毒、凉血止血的功效，用于热证便血，对各期内痔便血及混合痔肿胀等有较好的疗效。

用法用量：直肠给药。一次1粒，一日2次，或遵医嘱。

155. 京万红痔疮膏为何能治疗痔疮？如何外用？

京万红痔疮膏是一种痔疮膏剂，由地黄、木瓜、川芎、白芷、棕榈、血余炭、地榆、赤芍、土鳖虫、大黄、黄芩、当归、五倍子、桃仁、苦参、黄柏、胡黄

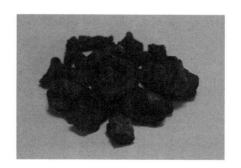

地黄

连、白蔹、木鳖子、黄连、罂粟壳、苍术、栀子、乌梅、半边莲、红花、槐米、金银花、紫草、血竭、乳香、没药、槐

角、雷丸、刺猬皮、冰片多种中药组成。本药具有清热解毒、化瘀止痛、收敛止血之功效,能快速止血,排脓消肿;消除痔核,有效缓解疼痛;活血散瘀,去腐生肌,促进伤口愈合;调理湿热环境,消除诱发因素。对于内痔、外痔、肛门裂、脱肛、水肿等疾病引起的便血、脱垂、疼痛、水肿等症状均有显著疗效。本药用于初期内痔、肛裂、肛周炎、混合痔等,疗效显著。

用法用量:外敷。便后洗净,将膏挤入肛门内。一日1次。

156. 肤痔清软膏为何能治疗痔疮?如何外用?

肤痔清软膏是源于贵州黔东南苗乡地区的苗医验方,经现代循证医学验证,收入《中成药临床应用指南·肛肠疾病分册》《中成药临床应用指南·皮肤病分册》《临床路径释义·皮肤与性病学分册》,广泛应用于肛肠、皮肤、妇科多种疾病的治疗。文献报道,肤痔清软膏用于肛门湿疹、肛周瘙痒疗效确切,对于痔疮、肛管炎、湿疹(浸淫疮)、皮癣、皮肤瘙痒、妇科炎症疗效满意。

该药由金果榄、土大黄、苦参、黄柏、野菊花、紫花地丁、朱砂根、雪胆、重楼、黄药子、姜黄、地榆、苦丁茶等

15 味中药组成。苗医：旭嘎凯沓痎，样丢象泱安，滁内挡祛卡，陡嘎久杠工浆点羌，罗欧，岗淹、阴高坳。中医：清热解毒，化瘀消肿，除湿止痒，用于湿热蕴结所致手足癣、体癣、股癣、浸淫疮，内痔、外痔之肿痛出血，带下病。

用法用量：外用。先用温开水洗净患处，取本品适量直接涂擦于患处并施以轻柔按摩或取本品 3 ~ 5g 注入患处（直肠给药、阴道给药）。轻症每日 1 次，重症早晚各 1 次。结、直肠、肛门术后换药，取本品 2 ~ 3g 涂于凡士林纱条进行伤口填敷。

157. 复方多黏菌素 B 软膏为何能治疗痔疮？如何外用？

复方多黏菌素 B 软膏是用于预防和治疗皮肤及伤口细菌感染的一种安全而高效的治疗药物。具有广谱强效杀菌耐药少、止痛止痒促愈合、安全性高等特点，能够有效而彻底地杀灭皮肤及创面感染常见致病菌，不易产生耐药；同时，可缓解皮肤伤口的疼痛及不适。推荐在肛肠疾病的保守治疗、术中及术后换药时应用，防治感染，减轻伤口疼痛，促进愈合。本品为复方制剂，其组分为每克含硫酸多黏菌素 B 5000 单位、硫酸新霉素 3500 单位、杆菌肽 500 单位及盐酸利多卡因 40mg。用于预防皮肤割伤、擦伤、烧烫伤、手术伤口等皮肤创面的细菌感染和临时解除疼痛和不适。

用法用量：外用，局部涂于患处。一日 2 ～ 4 次，5 天为一疗程。

158. 湿润烧伤膏为何能治疗痔疮？如何外用？

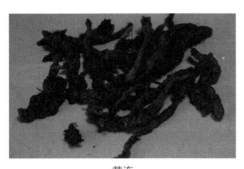

黄连

湿润烧伤膏是由我国烧伤学科带头人徐荣祥教授研究发明并监制，并已被泰国、叙利亚、韩国、阿联酋等国的药政部门批准注册。新加坡中央医院已成功引进了烧伤湿性医疗技术及湿润烧伤膏。该药由黄连、黄柏、黄芩、地龙、罂粟壳组成，具有清热、解毒、止痛、生肌功能，用于各种烧伤创面，达到原位再生愈合之效果，同时对于各类皮肤黏膜破损的疮疡类疾病包括压疮、糖尿病足和肛肠疾病，特别是肛肠手术后的创面有很好的止痛、抗感染、减轻损伤和预防瘢痕的作用。

用法用量：直接外用时可于创面彻底止血后或者坐浴清洁后，将湿润烧伤膏以 2 ～ 3mm 厚度涂抹于需要处，可覆盖也可不覆盖无菌纱布，每日换药 2 ~ 3 次，换药前需轻轻拭去创面液化物，再上新的药膏，直至创面愈合。油纱外敷主要用于部分创面在肛门内部的病例，需要以烧伤膏纱条轻轻塞入肛门以保护伤口，术后 24 小时以同样方法换药，以后每天换药 2 ~ 3 次。

159. 换药越频繁越好吗？

决定痔疮手术后伤口愈合速度的因素：创面的面积、血供、氧供的程度及创面感染的程度。换药的目的是达到清洁伤口，隔离创面与外界环境，通过药物起到一定的抗感染、止血、促进组织生长等治疗作用。因此，术后无具体原因每日换药超过 3 次以上，并不能促进伤口愈合，且增加不必要的医疗资源消耗，是毫无必要的一种做法。

160. 拆线时有手术线留在肉里怎么办？

拆线时如有手术线留在肉里，对绝大部分患者并不会造成什么影响，也不会影响创面的愈合，因此不必担心。因为缝合线较浅，结扎线通常可以在一段时间后因组织的排异反应而被排出到皮面，此时再给予摘除或拆除。少部分患者，特别是免疫功能异常者，容易因为线头刺激形成局部炎性反应或感染，此时应在局麻下找到并拆除。

161. 痔疮如何辨证治疗？

痔疮的治疗方法多样，包括药物内治、局部外治和手术治疗。通常前两者属保守治疗，主要以控制和消除临床症状为主。对于无明显症状的一期内痔常无须治疗，以改善生活习惯为主。对于有症状的二期内痔或年老体弱等不适宜手术者，可辨证选方，内服清热利湿、行气活血通便等中药或予清热利湿解毒中药熏洗肛门，或肛门局部外用消肿、止痛、化痔等药物保守治疗。三期、四期内痔保守治疗效果不佳，常需手术治疗，常见的有混合痔外剥内扎，PPH 及内痔套扎等主流手术方法。

162. 为什么女性应在怀孕和生育前治疗痔疮？

患有痔疮的女性在怀孕期间，或者生孩子之后，原有痔疮会明显加重，可能会出现便血、痔疮脱出嵌顿、疼痛难忍、瘙痒等情况，影响孕妇正常活动，疼痛严重可引起宫缩。而且影响孕妇心情，不利于胎儿的发育，严重的甚至会导致胎儿流产、早产等危害。

由于孕期和哺乳期用药受限，尤其含麝香的一些外用药物有导致流产的风险，另外用药需要排除对胎儿的影响，手术更是不轻易进行，所以一旦痔疮发作，几乎无药敢用，无法可治，非常痛苦。因此，备孕前的女性，即使目前症状不是很严重，也最好安排时间提前进行预防性手术治疗。

163. 便血就是上火了？该如何正确对待？

很多人认为便血就是上火了，这个观点可以说对，也可以说不对。说对，是因为诸如痔疮、肛裂、肠炎等有出血症状的肛肠疾病的发作的确和饮食辛辣刺激或热性食物有关，也就是俗称的上火。如果日常就有这类疾病的患者，加之上述诱发因素，就极可能诱发便血的症状出现。说不对，这是因为很多肛肠疾病都可能导致便血，有些恶性疾病，如结直肠肿瘤等也会出现便血，如果单纯认为便血就是上火，那么极有可能延误了一些恶性疾病的早发现和早诊断。

所以，如果出现便血，最好的方法是到医院肛肠科让专科医生做肛门指诊，70% 以上的直肠肿瘤都能通过有经验的医生指诊查到。如果年龄超过 45 岁，就有必要考虑做一次肠镜检查，若害怕肠镜检查，也建议至少做大便潜血检查，以排除肠道恶性疾病引起的便血症状，这个至关重要。

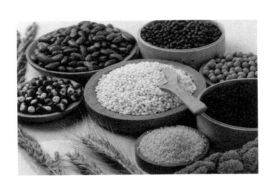

如果已经就诊过，确诊为痔疮或肛裂等良性疾病，那么日常要注意饮食，不吃辛辣刺激或热性食物，多吃新鲜水果、蔬菜、全麦或杂粮类等帮助软化大便的食物，同时注意休息。一般良性疾病导致的便血，可以通过药物保守治疗消除症状，如果病情严重也可以通过手术来解除。

164. 患有痔疮还能顺产吗？

患有痔疮并不是剖腹产的适应证，也就是说患有痔疮的孕妇如果没有其他产科并发症，可以选择顺产。但顺产时，需要腹部持续发力，直肠静脉持续受压，血液回流受阻，会导致孕期原有的痔疮加重甚至形成血栓，产后会有肛门坠痛、肿胀，排便困难等不适。不过，随着胎儿娩出、腹腔压力减小，直肠静脉回流受阻现象会缓解，痔疮症状也有可能会逐渐减轻或消失。

165. 肛肠手术后什么时候能进食？

很多患者做完肛肠手术后，除了饮水外，不吃东西或只进流食，说是怕排大便，引起肛门疼痛。其实这是患者认识上的误区，不吃东西对术后恢复有三大不利：一不利于抵抗疾病的痛苦，由于不进食，气血化生不足，机体缺乏营养，抵抗力下降，本来平素能够耐受的痛也变得不堪忍受；另外，抵抗力下降也给感染造成机会。二不利于创伤修复，由于不进食，缺乏营养，手术创面修复缓慢，延长了愈合时间。三易引起大便干燥，由于进食少，肠腔内食物残渣少，肠管得不到有效刺激而蠕动减慢，引起大便干燥，增加排便时的痛苦，也不利于术后恢复。因此，术后不敢进食是错误的。

那么肛肠手术后什么时间可以进食呢？我们的经验是：若上午做了手术，当天可以吃晚餐；若下午做了手术，术后6小时要吃一餐。此后一日三餐不可或缺，当然要多吃蔬菜、水果，增加维生素和粗纤维以利大便通畅，还可适当多吃瘦肉和豆制品等含蛋白质多的食物以利组织的修复和再生。

166. 肛肠手术后什么时候能解大便？

做完肛肠手术后，什么时候能解大便是每一位手术患者都特别关心的问题。我们看过许多报道，有要求术后 24 小时内禁排大便的，也有要求 48 小时内禁排大便的，甚至 72 小时内禁排大便的。根据我们的经验，除治疗直肠脱垂的手术外，其他肛肠病手术后 24 小时内即 1 天内最好不要解大便，这主要是为防止出血。24 小时后可以解大便，但不要让大便干燥。如果平素大便偏干或便秘，术后第一次解大便时，可先将 20 ～ 40mL 开塞露（1 ～ 2 支）挤入肛内润便，或是用 300 ～ 500mL 生理盐水清洁灌肠，以免排便时引起肛门疼痛。

167. 肛门手术后什么时候可以出院？

一般肛门疾病手术后，在患者肛门疼痛减轻，活动比较方便，医生认为无安全隐患时就可以出院。但对于内痔结扎线未脱落、仍有发热、便血较多、创面引流不畅、创面肉芽生长不正常、挂线橡皮筋未脱落等有发生不良后果可能的患者，尚需继续进行治疗，一般不准予出院。

168. 肛肠疾病手术后什么时候可以开始过性生活?

这是很多患者在手术后经常提到的一个问题。一般肛门直肠手术后在创口未愈合之前,尤其是内痔结扎线未脱落时,应当禁止性生活。因为性生活会加重会阴部的充血和出血,导致创面出血、感染、愈合延迟等。一般创面愈合后,肛门部位无明显不适时,即可恢复正常的性生活。当然,创面愈合后如能适当延长一段时间再恢复性生活,会更有利于新愈合创面的恢复。

169. 痔疮手术后会复发吗?

术后复发又称"二进宫"。一般情况下,痔疮手术后不会复发,但临床上也确有做第二次甚至第三次手术的患者,这也是不容置疑的事实。

170. 痔疮术后为什么会复发?

(1)手术后没有注意保养,便秘、腹泻等诱因时常发生。

(2)初次手术时,症状虽重,但病情单一,如单发的血栓性外痔、炎性外痔等，医生仅仅是在很小的范围内切除了病灶，并未涉及其他部位，更未涉及内痔部分。患者不懂医学，医生也未完全说明情况，以后患者内痔发病或肛缘其他部位生长外痔，患者就误认为是手术后痔疮又复发了。

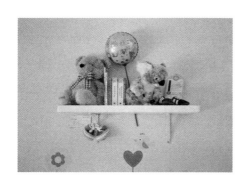

（3）医生在给患者做混合痔外剥内扎术时，为避免手术后出现肛门狭窄，在相邻的每两个切口之间都要留有"皮桥"。而手术后患者又没有保持良好的生活习惯，结果手术时留下的"皮桥"增生、发炎，又成为痔疮，此时患者则认为是痔疮又复发了。

（4）患者因其他肛肠病如肛裂、肛瘘等做了手术，但患者自认为做的是痔疮手术，若干年后又患痔病时，则以为是痔疮复发了。

（5）患者因患痔疮而接受内痔注射疗法，注射疗法仅能缓解症状，而非切除痔核。若经常"上火"、便干、劳累或年老体虚，痔核可增生、下移而脱出肛外，患者会认为是手术后痔疮复发了。

总之，我们认为真正手术切除痔疮后，一般不会再复发。

所谓复发，是在没有做过手术的部位发生了痔疮。

171. 人们得了肛肠病为什么不愿意开刀呢?

肛肠病的发病率比较高，不仅影响到了患者的日常生活，而且严重地危害到了患者的健康。许多人认为肛肠病是小病小伤，挺一挺就过去了。更多的时候，自己草率地买点药吃下去顶一顶。只在迫不得已、病情严重时才去医院看病。80%的重病患者承认，因为长期不去医院，小病酿成大祸，贻误最佳治疗时机。原因主要有以下几方面。

（1）部位隐私：由于肛门这个器官在解剖和功能上的特殊性，比较隐私，很多患者不好意思，有病不愿意看，有痛苦不愿意说，不像脸上有病就及早看医生。有些女性患者存有害羞心态，惧怕男医生检查治疗。很多患者对痔疮认识不足，认为痔疮治与不治一个样；或者担心手术疼痛与费时麻烦，而宁愿反反复复用药，也不去医院治疗。故常忍受着自己的肛肠病，多年不去医院检查。这是一种很不负责的自虐行为，因为如果你的便血系恶性肿瘤所致，那就悔之晚矣。

（2）害怕疼痛：因为人体肛门皮肤神经末梢丰富，属脊神经支配，对痛觉非常敏感，一提到肛肠手术，人们自然会把难以忍受的剧痛和手术联系在一起，因此就有了肛肠手术

"天下第一痛"的说法，这是许许多多应该及时接受手术治疗的肛肠病患者望"痛"却步的主要原因。这种因惧怕疼痛而不能及时接受治疗的后果，使很多患者把早期本来很容易治疗的疾病拖成了晚期难治的大病，不仅给患者增加了痛苦，也影响了肛肠学科的研究和发展。

（3）大便失禁：肛门的舒缩和排便功能，是通过神经支配内外括约肌和肛提肌来维持的。这些肌肉松弛，张力降低，或被切断、切除，或形成大面积瘢痕，都会引起肛门失禁。临床上，切断肛门外括约肌皮下层和内括约肌，一般不会影响人的排便，也不会引起肛门失禁。肛肠手术时若操作不当或不规范，特别是损伤了肛门外括约肌深层，以及肛提肌的耻骨直肠肌，就影响收缩功能，使肛门松弛，失去对肛门的控制，造成大便失禁、直肠脱出等不良后果。

目前，我国大量肛肠病患者因相信游医、痴迷小广告，故得不到正规治疗，很多人没有基本的保健意识，导致漏诊、误诊。因此一定要及早治疗肛肠病，选择正规的肛肠医院和专业的肛肠医生是治疗肛肠病的关键。

172. 得了肛肠病为什么不要强忍着？

由于痔疮是妇孺皆知的常见病、多发病，因此民间"痔疮"一词，几乎成为肛肠病的代名词。当人们发现大便出血、疼痛等肛门不适时，就会自然而然地误认为患了"痔疮"。不管是哪类肛肠病，只要是发生在肛门部的，都统统归咎于"痔疮"。一旦便血，大多数人都认为是"痔疮"犯了，认为"痔疮"是一种小毛病，无关紧要，不会危及生命，吃点药就会好了，一拖再拖，按痔疮进行治疗，却忽视了致命的直肠癌，最终失去最佳手术时机，这是认识上的局限。很多医院、诊所纷纷引进医疗器械，一时间治疗痔疮的祖传秘方、微创无痛手术等广告也就铺天盖地了。多种因素导致了人们一个错误的理解："肛门有问题就是痔疮在作祟。"其实，肛肠科诊治的病种并不单单是痔疮，肛门、直肠、结肠等部位的各种疾病都属于肛肠科的诊治范围，有100多种疾病之多。肛肠病患者被误诊、误治的现象时有发生，所以提醒肛肠病患者一定要到正规医院进行诊治，临床上有80%以上的直肠癌在早期被误当成痔疮。所以患了肛肠病一定要早诊断、早治疗，切莫因"痔疮"而掩盖了直肠癌这一真正危害人体健康的大敌，从而产生不幸的后果，甚至危及生命。

173. 痔疮会不会癌变？

从医学上来讲，痔疮不会癌变，因为痔疮是一个血管性的病变，是由于各种致病因素造成肛门直肠部的血管发生了迂曲、扩张或者是继发感染，从而引起各种各样的病症。而癌症是基因突变造成的细胞异常增生而形成的肿瘤，所以从原则上说痔疮是不会发生癌变的。

但是为什么给人们造成这样的一种误区，就是因为肿瘤，尤其是直肠肿瘤，早期症状并不是很明显，可能与患者原来的痔疮症状差不多，如便血、肛门坠胀感等，因为有痔疮而掩盖了直肠癌的存在，常继续按痔疮来治疗，等症状继续加重而做肠镜发现是肠癌时，则会误认为是痔疮癌变。

肿瘤按痔疮进行治疗这种情况我们在临床上是遇到过的，其实本来痔疮是不会导致癌变，所以一旦有痔疮，要到医院去就诊。如果有些其他相关症状，可能要做肠镜来筛查。

174. 痔疮对人体有哪些危害？

痔疮的主要症状是大便出血、肛门疼痛、痔块脱出等，直接影响人们的日常生活、工作和休息。主要危害有以下几类。

①继发性贫血：大便时反复出血，少则便后滴血，多则喷血、射血，可发生继发性贫血。一般发展较慢，早期可无症状或症状轻微；贫血较重或进展较快者，则会出现面色苍

白、疲乏无力、头晕眼花、食欲减退、心慌气短等表现。

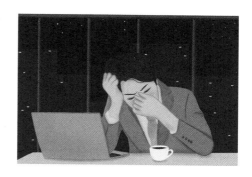

②肛门松弛：痔块反复脱出肛外，造成肛门松弛，并发液流失禁。

③肛门湿疹：内痔脱出，刺激直肠黏膜引起肠腺液分泌增多，引起肛周皮肤潮湿、瘙痒，造成肛门湿疹。

④败血症：内痔脱出肛外，由于括约肌痉挛、收缩，使痔核不能回纳，嵌顿于肛门外，痔静脉回流受阻，引起水肿、缺血，最后痔核坏死、感染，造成败血症。

⑤环形痔：由于外痔受慢性炎症刺激，使其增生、纤维化，最后形成肛门一圈外痔，即环形痔，影响美观。

⑥前列腺肥大、阳痿：由于肛门静脉丛淤血、扩张，影响会阴三角肌群、尿生殖三角肌群及前列腺等静脉回流，可并发前列腺肥大。

⑦肛周脓肿、肛瘘：因齿状线区长期受到外界刺激，可引起炎症反应，并发肛乳头炎、肛窦炎，从而形成肛周脓肿，脓肿破溃后形成肛瘘。

⑧癌变危险性高：痔是一种良性病变，一般不会癌变。

但有人报告，有痔疮、肛裂、肛瘘病史的患者，其患肛管肿瘤的危险性增加 2 ～ 3 倍。

【专家忠告】

痔疮是一种发病率较高的肛肠疾病，痔疮的发生和发展往往与人们的生活习惯和饮食习惯有关，平时日常生活中，注意避免久坐、久站、久蹲，忌食或少食辛辣刺激食物，保持大便通畅，保持肛门的清洁卫生。无症状的痔疮无须特殊治疗，注意生活及饮食习惯即可，有症状的痔疮应及时就医治疗，以免病情加重。

无症状的痔疮无须治疗，有症状的痔疮治疗也以消除、减轻痔疮的主要症状为目的，以保守治疗为主，并非必须手术。总的来说，一般无症状痔是不需要治疗的，大部分痔疮以保守治疗为主。药物治疗包括口服、外用、肛塞、坐浴等，可以暂时缓解症状，可以减少便血的频次，减少出血量，减轻疼痛，减轻水肿。

当痔疮症状反复发作，逐渐加重，如痔疮脱出、急性嵌顿、便血频繁量多、疼痛明显、用药效果不佳时，则应该选择手术治疗；若痔疮症状影响工作、生活、参军、孕前等，都应该考虑手术治疗。手术治疗目前方法多样，有激光、结扎、注射、套扎、MM 手术、PPH、TST 等，各有优缺点，医生需要根据所患痔疮的类型、分期、位置、大小等不同的情况选择不同的手术方法，或者联用两种以上的方法综合治疗。所以患者一定要到正规医院肛肠科接受手术治疗。

因此，当痔疮症状加重时，应及时到正规医院的肛肠专科就医，不应自行用药，更不应到不正规不专业的小医院和小诊所就诊，更不能轻信虚假宣传广告，以免延误治疗或造成其他不良后果。

第五部分

保健——康复保健很重要

1.如何预防肛肠疾病？

（1）积极锻炼身体，增强抗病能力：中医学认为"正气存内，邪不可干"。锻炼身体如做操、打拳、散步、打球、游泳、爬山等，可增强

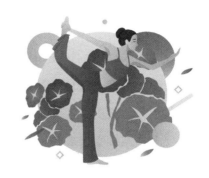

体质，提高机体抵御外邪的能力。对于久坐、久站工作的人，要尽量安排时间活动下肢和臀部肌肉，使气血通畅，减少局部气血瘀滞。

（2）避免情志刺激，保持精神愉快：调摄精神情志，思想上安闲清静，精与神守持于内，避免过度的情志变动，戒怒少思，心胸开朗，乐观愉快，使精神处在最佳状态，这样就能达到补养真气、防病于未然的目的。

（3）饮食调理：多吃蔬菜水果；晨起饮蜂蜜水或温水一杯；忌食辛辣刺激食物如酒、辣椒、芥末等，大热之物如狗肉、羊肉、鳖等不可食。另外不偏食，饮食要以五谷杂粮为主，粗细搭配，荤素均衡，吃饭时细嚼慢咽。

（4）注意劳逸结合和起居调摄：临床中常注意到患者每

在过度劳累时肛肠疾病发作，所以预防肛肠疾病要适当休息，注意劳逸结合。经常站立劳动者，适当坐卧休息；久坐久蹲者，要注意增加站立、行走等活动。另外，房事不可过度，发病时或治疗期间要杜绝房事。

（5）养成良好的排便习惯：良好的排便习惯包括排便定时有规律（每天或隔日定时大便1次），排便时用力适当，耗时不长，排出通畅，不干燥不稀薄，便后有轻松感，平时注意不要人为地抑制便意感，便时不要玩手机、看书、吸烟等。排便最佳时间为晨起或早餐后，早晨起床后因身体直立可引起结肠运动，饭后由于食物的刺激可加速胃肠蠕动，亦可产生便意。

2.怎样才能预防痔疮的发生？

痔疮虽然不是大病，得病后也不会立即危及人的生命，但由于经常出血，肛门有物脱出，发炎肿痛，坠胀渗液，患者不仅在精神上和肉体上遭受痛苦，同时对工作和学习也会造成影响，日久还会导致继发性贫血。故预防痔的发生就显得比治疗痔更为重要。那么我们怎样做才能预防痔的发生呢？一般来说，只要按以下方法去做，就能防痔于未然。

久坐久站的工作人员，应加强体育锻炼，适当变换工作体位，积极参加跑步、打太极拳等活动。

做到饮食有节，不要过饥过饱，不要偏食。应多食蔬菜、水果，特别是在夏天及劳动后汗液排泄过多时，应多饮温开水或淡盐水。高温作业的工作人员，可适当吃些清凉润肠食品，如绿豆汤、猪大肠、莲藕、萝卜汁、西瓜、香蕉及西红柿等。

保持大便通畅，养成每天定时大便的习惯。排便时间最好选在早晨起床或早饭以后。因人们早晨起床产生的起立反射和早饭后产生的胃结肠反射，可使结肠的蠕动加快，直肠内压增高而产生排便反射。所以，选在这个时间排便完全符合生理排便的要求。这对防止不正确的排便习惯引起的肛肠疾病，在预防上是有积极意义的。同时，排便时不要看书报，避免蹲厕过久。

女性要节制生育，妊娠期要注意生理卫生，多吃容易消化的食物和蔬菜，少食辛辣刺激食物，防止便秘。分娩时注意会阴的保护，防止撕裂。

积极治疗便秘。首先应当积极去除便秘的原因，并针对病因进行治疗。对比较明显的便秘，可以通过服药来调节排便功能，使其逐步养成定时排便的习惯。

凡是能引起腹压增加的疾病，应及时治疗，如痢疾、腹泻等。

坚持每天早晚做提肛运动，每回 30 次，这对防治痔疮颇有益处。

3. 为什么预防痔疮首先要保持大便通畅？

痔疮是人类特有的疾病，它的发生、发展有其规律性，只要预防得当，就可以降低痔疮的发生率或减轻其症状。一般而言，痔疮的预防可以从以下几方面进行：保持大便通畅；加强体育锻炼；保持心情舒畅；合理调节饮食；注意劳逸结合。

要养成每天及时排便的习惯，这对预防痔疮非常重要。因为如果发生便秘，患者往往会久蹲厕所，屏气强行排便，久而久之，可致痔静脉曲张，形成痔疮。早晨起床喝一杯凉开水能促进排便；大便时不宜看书报、手机，否则将弱化便意，日久造成粪便停滞，形成干硬粪块，不易排出，终致便秘；不宜过久地蹲厕，屏气强行排便，久而久之，可致痔静脉曲张，形成痔疮。

4. 为什么合理饮食对防治痔疮有重要意义？

包括痔疮在内的大部分肛肠病与饮食不当有密切关系，

所以合理饮食对防治以痔疮为代表的常见肛肠病有重要意义。主要体现在以下 3 个方面。

（1）防便秘：这就要求日常饮食注意荤素搭配，粗、细粮调剂合适；饮食还宜清淡，多食含纤维素的新鲜蔬菜和水果、豆制品。蔬菜、水果含大量纤维素，在通过消化道时可吸收水分而膨胀起来，刺激胃肠壁使其加强蠕动，推动粪便下行，按时排出体外而不致造成便秘，这就减少了痔疮的发病率，还有防癌作用。

（2）防痔静脉曲张：忌刺激性食物，忌烟酒，多饮水。膏粱厚味、油腻煎炸、辣椒烈酒、海鲜生冷等助火酿湿食品尽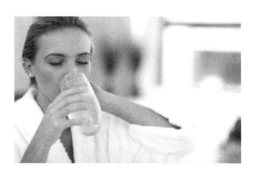量少吃或不吃。辣椒、烈酒是大辛大热之物，会直接刺激肛门皮肤及肠黏膜，使局部充血、扩张，便下鲜血，肛门灼痛，引发或加重痔疮。厚味煎炸食物的纤维素含量很低又不易消化，易导致便秘而生痔疮。另外，厚味高脂食物中某些成分在肠道里还会被分解为有致癌作用的物质，易诱发结直肠癌。

（3）防腹泻：生冷食品易致腹泻，腹泻也是引起痔疮等肛肠病的原因之一。另外，痔疮患者还应避免暴饮暴食。

5.痔疮患者饮食如何调理？

合理饮食可使人体强健，益寿延年。饮食不当则可导致疾病和早衰，这也是引起痔疮的重要原因之一。临床上发现粪便干结或便秘者容易诱发痔疮。饮食恰当，保持排便通畅能预防痔疮的发生，也可减轻痔疮的症状。所以，肛肠病患者饮食调理有积极意义。一般说来，动物类食物含蛋白质多，植物类食物，尤其是茎叶含纤维量多。对人体健康来说，为保证各种营养素的摄入，饮食应多样化，切忌单一偏食。因此，饮食应荤素搭配，防止粪便干燥和便秘而引起痔疮。老年人容易便秘，因此更需要注意。

（1）多吃富含纤维素的食物、多吃绿色蔬菜、新鲜水果，因纤维素食物不易被人体消化吸收，且能增加胃肠蠕动功能，纤维素还可刺激肠道黏膜分泌黏液，保持肠道润滑，有利于粪便通过，有利于将肠道内的有害物质排出体外。

（2）注意饮食卫生，尤其是炎热的夏天，注意瓜果、冷饮的清洁卫生，以免引起肠炎、腹泻而促使形成痔疮。

6. 清洁为何对防治痔疮很重要?

养成良好的清洗肛门部的卫生习惯对防治痔疮至关重要。肛门部同会阴部一样,比较隐蔽,不通风,汗腺多,容易感染发炎,肛周皮肤易受不洁物,如充满细菌的粪便等刺激,易患炎性疾病,如肛周脓肿、化脓性汗腺炎等,以及多种皮肤病。因此,保持肛门清洁,可以预防包括痔疮在内的很多肛门病的发生。每次排便后要用温水清洗肛门与会阴部,尤其是天气过热、出汗过多、会阴部分泌物较多或久未洗澡时,更应便后或睡前用温水清洗肛门,并在洗后做提肛运动。还要节制性生活,注意性生活的清洁卫生。勤换内裤;清洗的内裤应在阳光下晒干。

7. 便后肛门局部如何处理?

(1)收缩肛门:排便后有意识地做 3 ~ 5 次肛门收缩,可增强括约肌功能,消除其疲劳,缓解里急后重症状,有利于轻度脱垂的肛肠病如内痔、脱肛的还纳。

(2)还纳脱出物:一些肛肠病如内痔、脱肛、肛乳头瘤、直肠息肉等,便后可脱出肛外,轻者可自行回缩,对重者如不能自行回缩应立即用手送回，防止肛周组织炎症水肿，使还纳困难。

（3）清洗坐浴：是肛门保健的措施之一。可用温热清水或中药坐浴，配合肛门收缩，每次 15 ~ 20 分钟。中药坐浴熏洗方可根据具体情况酌情选用清热解毒、燥湿止痒、消肿止痛等药物，用坐浴的方法不仅可以洗净肛门皮肤皱褶内的大便残渣，而且能促进局部血液循环，减轻局部水肿和疼痛，对预防肛门疾病的发生有重要作用。

8. 如何练习提肛运动？

提肛运动是预防和治疗痔疮的一种良好的气功方法。站、坐、卧时均可以进行，意念使内劲，将肛门上提至脐，做肛门上收的动作，自然呼吸或吸气时提肛缩腹，呼气时将肛门放下去。练气功法不受时间和场地的限制，一提一松为 1 次，每遍不超过 30 次。

9. 肛门功能和运动锻炼的意义有哪些？

（1）加强肛门功能锻炼，不仅可以促进局部的血液循环，减少痔静脉的瘀血扩张，而且可以增强肛门直肠部的抗病能力，避免或减少肛门直肠疾病的发生，即使发生也可以不使其发展，或可以促进其恢复；已做肛门直肠部手术者，可以减少复发的机会，有利于功能恢复；对于肛门括约肌受到损伤的患者，加强锻炼亦利于功能的恢复。

（2）肛门运动锻炼：此法可增强肛门括约肌紧张力，减轻痔疮出血和脱出症状，促进局部血液循环，减轻疼痛，使排便通畅。方法：收缩肛门 5 秒钟，再舒张 5 秒钟，收缩肛门时深吸气、舒张肛门时深呼气，如此连续进行 5 分钟，每天 3 ～ 5 次。

10. 防治痔疮的锻炼方法有哪些？

适当地从事体育运动能降低痔静脉压，加强心血管系统的功能，促进肠胃蠕动，增强肌肉力量，这些对痔疮的防治有着重要的作用。

（1）提肛运动：全身放松，将臀部及大腿用力夹紧，配合吸气，舌舐上腭，同时肛门向上提收，像忍大便的样子，提肛后稍憋一口气不呼出去，然后配合呼气，全身放松。每日早晚 2 次，每次做十几下。

（2）举骨盆运动：仰卧屈膝，使脚跟靠近臀部，两手放在头下，以脚掌和肩部做支点，使骨盆抬高，同时提收肛门，放松时骨盆下放。熟练后，也可配合呼吸，举骨盆时吸气，放松时呼气。此法每日可坚持做 1 ~ 3 次，每次 20 下。

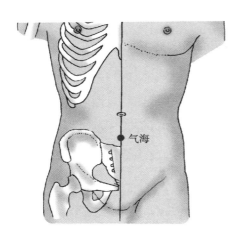

气海

（3）旋腹运动：仰卧，两腿自然伸展，以气海穴（脐下一寸处）为中心，用手掌做旋转运动。逆时针旋转 20 ~ 30 次，顺时针旋转 20 ~ 30 次，先逆后顺旋转。

（4）交叉起坐运动：两腿交叉，坐在床边或椅子上，全身放松；两腿保持交叉站立，同时收臀夹腿，提肛；坐下还原时全身放松，连续做 10 ~ 30 次。

（5）提重心运动：两腿并拢，两臂侧上举至头上方，同时脚跟提起，深长吸气；两臂在体前自然落下，同时脚跟亦随之下落踏实，并深长呼气。此运动可连续做 5 ~ 6 次。

11. 老年人应特别注意哪些肛肠不适？

老年人应特别注意：①长期便秘；②便秘与腹泻交替出

现；③便形越来越细；④无痛性鲜血便持续发生；⑤痛性鲜血便越来越重；⑥暗红色便血经常出现；⑦肛门瘙痒久治不愈；⑧左下腹痛或小腹痛持续发生，不断加重。

如果老年人平时很健康，突然或不知不觉中出现其中任何一种肛肠不适，就应该及时到医院诊治，以免耽误病情。

12. 老年人如何预防痔疮的发生？

老年患者预防痔疮应注意以下几点。

（1）防便秘：老年人便秘一般是逐渐发生的，大多是习惯性便秘，对便秘的防治可针对老年人的特点进行整体调理，以饮食调理为主，多吃食物纤维含量高的食物，最好每天早晨空腹饮用一杯温开水或淡盐水，可刺激肠蠕动，有助于通便。

（2）防脱肛：老年人因肛门括约肌等肌肉萎缩，可引起肛门括约肌功能减退而发生脱肛，应积极治疗。可予整体调理，补益脏腑虚损，适当参加体育运动，常练提肛、气功等。还可配合腹部、臀部和肛门部按摩。如发生脱肛应及时将脱出物回纳，并到正规医院肛肠专科就诊。

（3）防感染扩散：老年人肛周感染发病率虽然没有年轻人高，但由于免疫功能减退，肛周感染或脓肿形成后容易扩散，故肛门清洁卫生在老年人的肛肠保健中不能忽视，对肛周感染要早期发现，及时治疗。

13. 女性妊娠期如何预防痔疮的发生?

妊娠女性要注意孕期保健。女性妊娠后腹压增高，特别是妊娠后期，下腔静脉受日益膨大的子宫压迫，直接影响痔静脉的回流，容易诱发痔疮，此种情况在胎位不正时尤为明显。因此，怀孕期间应定时去医院复查，遇到胎位不正时，应及时纠正，这不仅有益于孕期保健，对于预防痔疮及其他肛门疾病也有一定的益处。另外，怀孕女性一般活动量相对减少，引起胃肠功能减弱，粪便停留于肠腔，粪便中的水分被重吸收，引起粪便干燥，诱发痔疮。因此，怀孕期间应适当增加活动，避免久站、久坐，并注意保持排便通畅，每次排便后用温水清洗肛门局部，改善肛门局部血液循环，这对于预防痔疮是十分有益的。

14. 防痔疮有哪些小窍门?

（1）坐浴：便后用热水坐浴，既可以洗净肛门皮肤皱褶内的污物，也可以促进局部血液循环，对保持肛门部的清洁和生理功能有重要作用。

（2）每次排便超过 3 分钟的，应逐步控制在 3 分钟以内（若控制在 1 分钟以内，一期、二期痔疮可自行康复）。要养成每天固定时间排便的习惯，以晨起时为佳，以建立正常的排便节律。保持排便通畅，经常清洁肛门，并保持干燥。

（3）驾驶员、孕妇和坐班人员在每天上午和下午各做 10 次提肛动作。提肛运动是一种简便、有效预防痔疮的方法。做提肛运动时要全身放松，臀部及大腿用力夹紧，配合吸气，将肛门向上收提，稍闭一下气，然后呼气，全身放松。

（4）习惯性便秘者可在每天晚饭后（隔 1 小时）生吃白菜心适量。

（5）避免辛辣刺激性食物，少饮白酒，这类食物易引起直肠肛门黏膜皮肤充血，还可加重痔疮出血、痔核脱出。

（6）排便时要专心，不要在排便时读书、看报、玩手机等。

（7）不要经常长时间坐着不动，性生活不要太频繁，这些都是痔疮产生的原因。

（8）保持一定的体育锻炼、保持乐观开朗的心态能防百病。

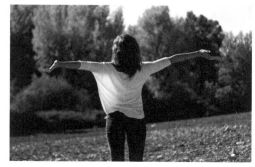

（9）出现粪便

严重堵塞，即大便无法排出时，不可强行努挣，要去看医生，根据医嘱用药或灌肠。

15. 怎样预防痔疮脱垂？

坚持体育锻炼和腹部肌肉锻炼，以改善人体气血亏虚及中气不足的状况。具体预防措施有以下几点。

（1）积极去除各种诱发因素，如咳嗽、久坐、久站、腹泻、长期咳嗽、肠炎等疾病，婴幼儿尤其要注意。

（2）平时要注意增加营养，生活规律化，切勿长时间地蹲坐便器，养成定时排便的习惯，防止粪便干燥。便后和睡前用热水坐浴，刺激肛门括约肌收缩，对预防直肠脱垂有积极作用。

（3）有习惯性便秘或排便困难的患者，除了要多食含纤维素的食物外，排便时也不要用力过猛。

（4）女性分娩和产后要充分休息，以保护肛门括约肌的正常功能。如有子宫脱垂和内脏下垂者应及时治疗。

（5）经常做肛门操，促进肛提肌群运动，能增强肛门括约肌的功能，对预防本病有一定作用。

16. 久坐者如何预防痔疮?

痔疮患者以长时间坐着工作而少活动者居多,如办公室人员、会计、计算机操作员、编辑、麻将爱好者、司机等。其中,约九成的患者平时都较为偏爱坐软垫坐椅和沙发。长时间保持坐姿会导致腹部血流速度减慢,妨碍血液循环,下肢静脉血不能回流,血液循环受阻,直肠静脉丛易发生曲张,血液淤积,形成曲张的静脉团,这就是痔疮。当人们长时间坐在松软的沙发上时血液循环会受到阻碍,从而诱发或加重痔疮病情,过软的坐椅也有这样的效果。

预防痔疮,应尽量避免久坐。而我们在选择坐具时,硬质的板凳或椅子对痔疮患者的影响相对较小。当坐在硬板凳上时,由于臀部两侧坐骨的支撑,肛门直肠的血液循环所受影响相对较小。

17. 痔疮及术后如何调理和保养?

(1)避免大便秘结:预防便秘是痔疮及术后保健的重要环节,应注意以下几点。

1)根据大便情况及时调理饮食结构:通过饮食调节来防

治大便秘结，是简单易行的方法。①首先注意饮食量，只有足够的容量，才能在肠道内形成渣滓刺激肠蠕动，使粪便正常通行排出体外；②其次要注意饮食的质量，主食不宜过于精细，注意经常吃粗粮杂粮，因为粗粮杂粮消化后残渣多，可增加对肠管的刺激，利于排便。副食宜多食含纤维素多的蔬菜水果，如蘑菇、银耳、木耳、韭菜等，因为纤维素不易被消化吸收，可吸收水分，增加粪便体积，提高肠管内压力，刺激肠蠕动，有利于排便；③要注意多喝水，当感觉口渴时，说明机体的细胞已经严重缺水，摄入饮水量正常人应在 1000 ~ 3000mL，且考虑便秘患者多为老年人，避免电解质紊乱及心力衰竭发生，饮水量应适当调整，以白开水为宜。起床后或早饭前喝一杯水还有轻度通便作用。另外食用核桃仁、花生米等果仁类食物，亦可起润肠通便作用。

2）建立良好的排便习惯：排便要定时，不要经常抑制排便感。对容易发生便秘的人，大便时间更应合理。排便最佳时间为晨起或早餐后，早晨起床后因身体直立反射引起结肠运动，餐后由于食物的刺激可加速胃肠蠕动，亦可产生排便感。平时注意不要人为地抑制便意，便时不要读书、看报、吸烟等。

3）积极锻炼身体：参加各种体育活动、体力劳动、练气功等都可增强胃肠蠕动，增进健康，预防便秘。但痔疮术后需注意活动不可过于剧烈，以防影响伤口愈合。

4）及时治疗有关疾病：有些疾病可引起便秘，应及时治疗。

（2）注意保持肛周清洁，便后清洗、痔疮术后可给予中药熏洗或痔疮膏、痔疮栓外用以保护切口创面。避免剧烈活动及久立久坐，术后半个月可每天进行肛门功能锻炼，定期行肛门指诊以按摩切口瘢痕，了解伤口恢复情况，避免瘢痕挛缩所致肛门狭窄。

18. 痔疮患者如何进行腹部按摩？

腹内脏器主要有肝、胆、胰、脾、胃、大肠、小肠等，这些器官正常，功能才能旺盛。自我腹部按摩可疏通腑气，调理气机，增加食欲，帮助消化吸收，对生命活动非常重要。

（1）揉中脘：以示指、中指指端，紧贴于脐上4寸中脘穴处，顺时针方向旋转揉动，用力要柔和，不宜太重，持续揉按2～5分钟。此法可健胃和中，疏通

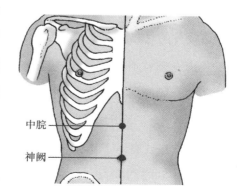

中脘

神阙

腑气。

（2）揉神阙：用一手示指、中指指端，紧贴于肚脐神阙穴处，顺时针方向旋转揉动，动作由慢渐快，用力要均匀柔和，连续揉按2～5分钟，每日1次。此法可促使肠蠕动，帮助消化吸收。

（3）擦少腹：以两手大鱼际或小鱼际紧贴于脐旁天枢穴上下皮肤表面，由上而下往返擦动，持续擦动30～50次，以局部皮肤及腹内舒适为宜。每日可行1次，一般在早晨起床时进行。此法可强健腹肌，有预防和治疗腹胀、泄泻、便秘的作用。

19. 如何防止痔疮术后复发？

痔疮术后的复发率较高，有的人甚至多次手术仍有复发。复发原因很多，其中患者忽视了肛门功能锻炼，往往是痔疮术后复发的重要因素。

痔疮患者术后，有效的肛门功能锻炼，可增强肛门的括约功能，同时可改善局部血液循环，减少痔静脉的淤血和扩张，增加肛门直肠部的抗病能力，避免和减少痔疮的复发。锻炼方法主要有以下几种。

（1）肛门韵律操：患者自行收缩肛门5秒钟，再舒张5

秒钟，如此持续进行 5 分钟。每日进行 3 ~ 5 次，可以改善局部血液循环，增强肛门括约能力。

（2）提肛法：有意识地向上收提肛门，每日 1 ~ 2 次，每次 30 秒。有运化气血、升提中气和锻炼肛门括约肌的作用。一般坚持百日左右，有预防痔疮复发的功效。

（3）肛门收缩运动：在排便前用约 5 分钟的时间主动收缩和舒张肛门括约肌，可增强便意，促进排便。

痔疮术后患者可根据自己的病情，在医生指导下进行锻炼，以感到舒适为佳。

20. 如何防治痔疮术后便秘？

部分痔疮患者术后会发生排便困难。原因大致为术后切口痛，恐惧排便；习惯性便秘者；年老体弱，排便本就乏力；肛门局部止痛药过度应用致肛门周围感觉神经抑制，无便意感；过多服用解热止痛药，致出汗多，粪便硬；经常依赖开塞露、灌肠排便；以及活动少等。为此，应采取下列防治手段。

（1）饮食调节：多饮水，多喝汤，多食蔬菜、水果和蜂蜜等，可软化大便。

（2）药物辅助：术后第 1 天晚上服缓泻药，可润肠通便；

或中药或热水坐浴，可缓解肛门括约肌痉挛。

（3）排便训练：定时、快速排便；变换体位排便；深呼吸促排便；按摩小腹部促排便等。

（4）适当运动：少卧床，适当活动；不可久站久坐，注意动静结合；少静止，适当散步等。

（5）粪便干结难以自排者，可用石蜡油或甘油灌肠或开塞露注入肛门，多能使积便排出。无效者，以温盐水灌肠也有效。但对硬便或粪块嵌顿者，上述方法可能无效，只能用手指或器械直接掏便，应避免暴力，以免损伤直肠黏膜或肛管，导致大出血。

21. 肛门功能锻炼方法有几种？

有效地进行肛门功能锻炼，可以改善局部血液循环，减少痔静脉的淤血和扩张，增强肛门括约肌的收缩和舒张能力，增加肛门直肠部位的抗病力，避免和减少肛肠病的复发。对于伴有肛门不全失禁的患者，肛门功能锻炼尤为重要。肛门功能锻炼的方法，主要有以下几种。

（1）肛门运动锻炼：患者自行收缩肛门5秒钟，再舒张5秒钟，如此持续进行5分钟，每日1次。

（2）提肛运动：是指用意念有意识地向上收提肛门，每日 1 ~ 2 次，每次 30 下。

（3）肛门收缩运动：在排便前、排便中和排便后这段时间里，用约 5 分钟的时间，主动收缩和舒张肛门括约肌，可起到改善局部血液循环、增强肛门括约肌能力的作用。

（4）扩肛保健操：用右手示指涂少量具有润滑作用的痔疮药膏或抗生素软膏，先在肛门处按摩 1 ~ 2 分钟，然后缓缓伸入肛管内，一般深度为两个指节，向前左后右四个方向扩张肛管，约 3 分钟，拔出示指后可在肛门口再涂极少量痔疮药膏即可，一日一次，坚持半个月至 1 个月。

22. 如何早期治疗痔疮？

痔疮是人类特有的疾病，它的发生、发展有其规律性。如果治疗得当，可以减轻症状。主要措施有以下几类。

（1）合理饮食，避免辛辣、油炸食物，多食膳食纤维，荤素搭配，粗细要得当，这样才能使大便不至于稀溏、干燥。

（2）保持大便通畅，养成定时排便的好习惯，不强忍排便意识，积极治疗便秘，并防止腹泻。

（3）注意保持肛门周围清洁。

（4）劳逸结合，适时调整体位，改善局部血液循环。

（5）经常参加体育锻炼，多做提肛动作，加强局部的运动对减少局部静脉瘀积，以及静脉曲张都有很大的益处。

（6）积极治疗原发病，如治疗前列腺肥大、减肥、控制呼吸道疾病发生等。

23. 痔疮患者在饮食方面应该注意哪些?

首先，忌辣食，禁白酒，因为辣食和白酒都可以加重病情，多吃蔬菜和水果，如菠菜、芹菜、苹果、香蕉等，可以保持大便成形，大便通畅，同时注意不要暴饮暴食及食用过多生冷食物，保证消化道功能正常运转。

24. 痔疮术后可以吃海鲜吗?

民间通常习惯将鱼、虾、螃蟹、海参等称为"发物"，认为术后以不吃为佳。而西医学对此尚虽未有定论，但还是注意点好，尽量不吃。海鲜味道鲜美，含有丰富的蛋白质，可促进伤口的愈合，受到了很多人的喜爱，而且有些海鲜还对身体有着很大的益处。因此，痔瘘术后是可以吃海鲜的，其对伤口是没有影响的。如海鲜过敏的人就建议术后不吃，无过敏的人则无须顾忌。

25. 痔疮患者术后如何护理?

俗话说:"三分治,七分养。"所谓养,指的就是护理。护理工作的好坏直接关系到患者康复的快慢,可见护理在疾病治疗过程中有不可忽视的作用。在这里,仅就痔疮患者术后应如何护理做一些简单的介绍。

(1)嘱患者卧床休息,当日可进流质或半流质饮食,并适当静脉输液。

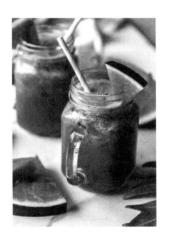

(2)术后当天不宜大便,但第二天即可正常大便。术后 3~5 天可于晨起清洁灌肠,其后局部换药,一般多用清热解毒、消炎止痛、祛腐生肌的药物。为保持大便通畅,可多食新鲜蔬菜和水果,忌食辛辣厚味之品。便结者,可服有润肠通便作用的麻仁丸、蜂蜜等。

(3)术后当天应注意观察创口有无渗血、疼痛,小便困难等,如有创口渗血,可用纱布加压;小便困难可根据具体情况给予相应的处理,如由精神紧张所致者,嘱患者要精神放松，好好休息，或在会阴部及少腹部做热敷。如果上述处理不能缓解，可用导尿管导尿。如果出现尿少、尿有余沥、尿痛，应急查尿常规以确诊是否有感染，并制定相应的抗感染治疗方案；疼痛难忍者可服用止痛类药物或肌内注射止痛针，无效则应请医生进一步处理。另外，患者术后一般都有肛门坠胀感，以为是解大便前兆而非常担心害怕，其实没必要，因为肛门坠胀感是正常现象。

（4）坐浴后，应及时换药。根据伤口不同情况、不同时期，选用具有清热解毒、消肿止痛、收敛止血、生肌敛皮作用的银灰散、九华粉、九华膏等。

（5）每次大便后用药物如加减苦参汤、硝矾洗剂熏洗坐浴，清洁肛门。

（6）术后5～11天为内痔坏死脱落阶段，容易出血，应尽量减少患者的活动。若患者出现心慌、面色苍白、腹胀肠鸣、肛门下坠、急迫排粪感、脉细数等，这是术后大出血的表现，应立即报告医生，并做好抢救准备。

26. 对痔疮有预防作用的食物有哪些？

一般来讲，诸如赤小豆、槐花、黑芝麻、肉苁蓉、猪大肠、羊大肠、鳖肉、核桃肉、竹笋、蜂蜜等食物对预防痔疮有较好的效果。现在此分别介绍如下。

黑芝麻：甘平。有特殊香味。芝麻酱是很好的食品，具有滋补肝肾、乌须发、润肠通便功效，痔疮患者兼有便秘者，可长期服用。其有软大便、减轻痔疮出血和脱出的作用。

竹笋：含大量纤维素，有加强排便、利肠顺气作用。痔疮患者食用可通调大便。

猪、羊等动物大肠：有以肠补肠，治便血、痔疮功效。用猪大肠、羊大肠配成的脏连丸等是治痔良药。据现代科学研究，动物大肠中有一种特异蛋白质，提取后用于痔疮，有止痛、止血、消肿的良好作用。

蜂蜜：可清热补中，润燥滑肠，解毒止痛，是痔疮患者补益及润肠通便的佳品。

肉苁蓉：味甘、酸、咸，性温。新鲜肉苁蓉质轻肉丰，做菜或炖肉吃味道鲜美，具有补肾壮阳、润肠通便功效。治老人、虚人、产妇便秘，痔疮脱出、出血。可从药店购买干品，泡茶服或炖菜吃，每次 50g。

槐花：微寒。味道甘甜而香。新鲜槐花可以做凉菜、包饺子，具有凉血、止血、消痔的功效。痔疮患者可以在槐花开放前，采摘未开放的花蕾（药名叫槐米），用开水略煮后当凉菜吃，或做馅包饺子吃。还可多采一些放通风阴凉处晾干后，做菜或代茶服。

鳖肉：有滋阴益阳、大补气血、散结化瘀功效，是人们常食用的补品。痔疮出血日久，气血双虚的患者吃鳖肉可补益气血。

核桃仁：味甘美而富含脂类，具补肾、温肺、润肠功效。食用可润肠通便补虚，减轻痔疮脱出、流血症状。

其他：各种青绿蔬菜、新鲜水果，诸如芹菜、菠菜、韭菜、苜蓿、马齿苋、黄花菜、茭白及苹果、桃、杏、瓜类等，都有润肠通便作用，痔疮患者应当多吃，对减轻脱出、出血有好处。另外，木耳、发菜、燕窝等食品，也有防治痔疮的作用，有条件者应当多食。

27. 痔疮患者常用食疗方有哪些？

（1）痔疮肿痛、流血、排便困难：鲜槐花 30g，马齿苋 30g，芝麻酱 30g，调拌为凉菜吃。

（2）痔疮脱出、流血，日久身体虚弱：取猪或羊大肠 1 斤，炖肉苁蓉 30g，赤小豆 60g。

痔疮患者应当忌食或少食富有刺激性的辛热饮食，如白酒、黄酒、辣椒、胡椒、生姜、肉桂、大茴香、蒜、葱等。这些饮食可刺激直肠肛门的黏膜皮肤，加重痔出血、脱出症状。其中白酒、辣椒最富刺激性，应当忌食，其他可以少量食用。饮食不要过多过饱，以免因大便干燥、排出困难而加重痔疮。

28. 痔疮术后的患者在日常饮食中应注意什么？

痔疮患者手术后可因为疼痛而恐惧大便，饮食上无所适从；由于各方面的顾虑，进食的多少、荤素搭配不当，造成营养不

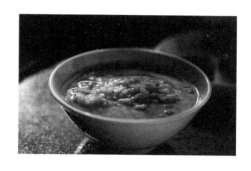

良，大便不正常，最后可导致伤口延期愈合。故术后饮食应注意如下几方面的问题。

术后当天可冲服 1～2 袋麦片或喝些白米粥充饥。术后第一天进清淡半流食，如米粉、面条、排骨汤等。由于手术后第二天可以排大便，故能进正常饮食，补充足够营养，提高机体的抗病能力，保证创面愈合及防止出现并发症。

术后大便的通畅与否，直接关系到伤口的疼痛和修复。首先要有充足的饮水量。只有肠管内保持有足够的水分，使肠管内的含水量超过肠管的吸水量，才能利于粪便的软化。除了饮水以外，在一日三餐当中，要多进些软食、粥食、乳

类等食物，以增加肠管的水分。

多吃些含粗纤维素多的食物：食物中有些植物纤维在肠管内不易被消化吸收，并能吸收肠管内的水分，形成亲水胶体，有利于粪便软化。在食物中，蔬菜、水果比粮谷的含水量多，故应多吃些蔬菜、水果。粗粮又比细粮的通便作用强，故可多吃玉米、小米、黑米、高粱、红薯等粗粮；在蔬菜当中，多吃白菜、韭菜、冬苋菜、芹菜、萝卜、马铃薯等。

每日食用 1～3 勺蜂蜜，但不可多吃，不然会腹泻；还可吃些含脂肪丰富的果实，如核桃仁、花生米、芝麻、大豆等，这些均有良好的通便作用。

自制药膳：鲜红薯叶 250g 加油、盐炒，一次吃完，每日1 次；或者青皮甘蔗汁、蜂蜜各 1 酒盅，混匀，每日早晚空腹服。

排便与饮食的关系十分密切，只有摄取足够的食物，才能在肠管内形成一定数量的粪便。可以肯定的是，如果肠管内的粪便数量过少，欲求正常的排便是根本不可能的。所以，充足与科学地摄取食物，既是维护排便通畅，又是调节大便干燥的前提条件，故痔疮术后患者从术后第二天要正常饮食。

术后忌吃辛辣食物及"发物"，如辣椒、笋子、公鸡、芋头、鲤鱼、虾子等；即使想吃，也一定要等治愈后，方可少量吃些。

29. 日常生活中预防肛肠疾病需要做到哪几点?

（1）注意饮食，不过量食用辛辣刺激或热性食物，多吃蔬菜水果，保持大便通畅。

（2）切忌过度疲劳、久坐久站、熬夜等。

（3）及时调整便秘、腹泻等症状，可以通过饮食改善，也可以找医生调理。

（4）对于有消化道息肉、肿瘤家族史的患者或年龄超过45 岁的患者定期做相应的体检尤其重要。

30. 痔疮患者平时生活中需要注意哪几点?

（1）平时应食用新鲜水果，蔬菜、全麦或杂粮食物，使大便柔软，易于排出。

（2）应该大量饮水，以保持体内的水分。

（3）如果已经患了痔疮，在每次排便后要用温热水将患部洗干净，然后再擦干。

（4）合适的饮食及良好的卫生习惯，能抑制痔疮，甚至能使轻度痔疮痊愈。

（5）当痔疮发作特别疼痛时，应该卧床休息，局部热敷以便肿处缓和，使脱出的痔核消退。

31. 痔疮术后如何运用食疗进行调养？

（1）柿饼2～4个，加水煮烂后当点心吃，每日2次。

（2）菠菜粥：菠菜加米250g，将菠菜洗净，在沸水中烫一下捞出，切成段，将米淘净，放入锅内煮至半熟时，将菠菜放入，直至煮成粥，最后放些盐和味精。

（3）每日吃香榧15粒、龙眼5粒。

（4）芝麻枣汤：黑芝麻、黑枣各9g，黑豆30g，同煮汁服食，每日1剂。

（5）荸荠汤：鲜荸荠500g，洗净，加红糖90g及水适量，煮沸1小时取荸荠汤，每日1次或分次服完。或每日吃鲜荸荠200g。

（6）黄鳝汤：黄鳝250g，去内脏洗净后加酒等调料煮羹食。

（7）香蕉树芯大肠汤：大肠250g，香蕉树芯适量，将之洗净、切碎，放锅内煮汤调味服食，每日1次，连服数日。

（8）木耳柿饼汤：黑木耳10g，柿饼50g，红糖50g，同煮汤服食，每日1剂，连服5～6日。

32. 痔疮手术后哪些饮食不能吃？

（1）忌食辛辣刺激、油腻、生冷食品。如辣椒、大蒜、烟酒、豆制品、羊肉，以及冷饮、凉拌菜等。

（2）不宜食用香燥煎烤的食物，如油煎的食物及炒货等。

（3）宜食用偏凉性的食物，如蔬菜、水果等。

（4）宜食用纤维素较为丰富的及具有润肠作用的食物，如荠菜、白木耳等。

（5）宜食易于消化而质地较软的食物。

33. 哪些食物能抗癌？

近年来，"饮食抗癌"的说法逐渐流行，许多研究也证明，某些食物中的特殊成分可以有效阻止癌细胞的生长和繁殖。多吃水果、蔬菜、干豆、全谷类食品、豆类及其制品，可以增加淀粉和纤维素的摄入量，从而降低结肠癌和直肠癌的患病概率。下面介

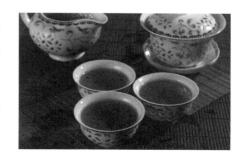

绍一下目前公认的具有抗癌作用的食物。

（1）绿茶：绿茶中含特殊的酚类，茶叶中的某种物质经血液循环可抑制全身各部位的癌细胞。

（2）玉米：粗磨玉米面中含有大量氨基酸，对抑制癌症有显著效果。

（3）大豆：大豆中含强抗氧化剂，如绿原酸、异黄酮和微量无素钼，都能抑制癌基因的产生。

（4）麦麸：麦麸中含有丰富的纤维素，能稀释肠道内的多种致癌物质，减少致癌物和肠道接触的机会。

（5）水果：包括苹果、橘子、葡萄、柚子、橙子、柠檬。这类水果包括了几乎所有的天然抗癌物质，含有丰富的维生素C，有阻断致癌物质生成的作用。

（6）蘑菇：包括香菇、冬菇、平菇、猴头菇等，主要含多糖类成分。香菇含有 β - 葡萄糖苷酶，能促进机体抑制肿瘤的能力。

（7）大蒜：主要成分是大蒜素，含硫和硒、锗，其中硒有抑癌的效能。大蒜素能阻止胃中亚硝胺生成菌的生长，从而减少了亚硝胺的合成，尤其利于预防结肠癌，可降低结肠癌风险70%。

（8）洋葱：其所含的微量元素硒是一种很强的抗氧化剂，能预防造成肿瘤生长的基因损伤，对癌细胞有抑制作用。

（9）绿色蔬菜：包括菠菜、韭菜、甘蓝和深绿色的莴苣等。这些蔬菜富含 β–胡萝卜素、叶酸和黄体素等抗氧化剂。科学家们指出，颜色越深的蔬菜，含抗氧化剂越多，抗癌力量越强。

（10）菜花：含有一种能抗肿瘤、抗病毒的物质，能刺激细胞产生干扰素，有防癌的作用。

（11）胡萝卜：富含维生素 A 原（胡萝卜素），是"防癌系统"的营养成分。

（12）大白菜：含有微量元素钼较多，能阻断致癌的亚硝胺合成。

（13）萝卜：萝卜含抗癌物吲哚，有防治癌症的作用。近年发现锌元素有很强的抗癌活性，而锌在萝卜中含量较高。

（14）甘蓝（卷心菜）：目前已知其中所含的成分吲哚–3–乙醛及黄酮类化合物，可诱导肝脏中芳烃羟化酶活性提高 54倍，预示着抗癌力显著增强；有研究发现本品能降低胃癌、结肠癌及直肠癌的发病概率。

（15）茄子：主含龙葵碱，其含量以紫皮茄为多，动物实验证明，此物质可抑制消化系统癌症。

（16）扁豆：可刺激体内淋巴细胞转化为杀瘤细胞，能刺激免疫系统，增进消化吸收功能。

（17）芦笋（龙须菜）：含有芦笋素，天门冬酰胺、天门冬氨酸及多种甾体等物质，有防止癌细胞扩散的功能。

（18）牛肉：牛肉中含有一种能抑制致癌物质活动的成分，该成分能起到防癌作用。

（19）海藻类：海带、紫菜及裙带菜等海藻类食品都具有一定的抗癌作用。

（20）海蜇：科学家们从海蜇中提取出的水母素，具有特殊生理作用，在抗菌、抗病毒和抗癌方面都具有很强的药理效应。

34. 直肠脱垂患者如何自我调护？

（1）平时应加强体育锻炼，增强体质。患者每日做提肛运动，以加强肛门括约肌的收缩功能。

（2）及时治疗慢性咳嗽、膀胱结石、前列腺肥大、慢性便秘和腹泻等使腹压增加的疾病，避免长期增加腹压。

（3）及时治疗慢性腹泻、便秘、内痔、直肠息肉等疾病。

（4）儿童营养不良者要及时治疗，病后体虚、年老体弱者应服用补气升提药物。

（5）直肠脱垂后要及时复位。

（6）调整好排便习惯，不要久蹲如厕和过度用力排便。

35. 如何预防肛窦炎?

（1）禁忌过食肥甘，尽量避免辛辣、烈酒的刺激。

（2）避免腹泻和便秘。

（3）及时治疗肠道急慢性炎症、痢疾等。

（4）便后、睡前清洗肛门，保持肛门部位清洁。

36. 肛窦炎患者日常饮食应注意什么?

中医学认为肛窦炎的发生与湿热关系最为密切。因此，日常饮食中应注意忌油腻，内生湿热的食物应少吃，同时戒除烟酒及嗜茶的习惯。多

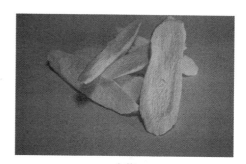

山药

食清淡易消化且营养丰富的食物，如冬瓜、丝瓜、绿豆、胡萝卜、西红柿等。另外，如果饮食不当，可导致大便干燥，干硬的粪便可以撕破肛瓣，损伤肛门皮肤及黏膜，使细菌容易繁殖，引起肛腺感染。故平时可以适当多吃高纤维素的食

物，如红薯、玉米、芹菜等。老年人如果没有糖尿病，可以经常服用蜂蜜，这样通过饮食的调节以防止便秘，保持大便通畅，有利于疾病的康复。手术后的肛窦炎患者，尤其是伤口经久不愈的患者还应注意增加营养，多食含有丰富蛋白质的食物，如瘦肉、牛肉、羊肉、蘑菇、大枣、茄子、山药等。

37. 预防肛门湿疹应注意什么？

（1）避免食用或使用会导致自己过敏的食物、药物、卫生用品、衣料等。

（2）及时治疗肛窦炎、肛瘘、慢性结肠炎、肠道寄生虫病。

（3）少吃刺激性食物。

（4）注意便后清洗肛门，经常更换内裤，保持肛门部位清洁干燥。

38. 如何预防肛门瘙痒症？

（1）积极治疗肛门瘙痒症的病因，如内痔、肛裂、肛瘘、腹泻、寄生虫病等。

（2）不食辛辣刺激性食物、过敏性食物或药物，不接触致敏布料。

（3）保持肛门部位清洁，但不宜用肥皂水或其他刺激性药物洗涤，内裤要宽松，并勤换内裤。

39. 如何预防肛门失禁?

（1）手术时注意不要损伤肛肠环，高位肛瘘手术治疗时对外括约肌深部以上部位不能一次切断，应做挂线或采用保存括约肌术式的治疗。

（2）肛门部位手术时注意保护齿状线部皮肤黏膜，不要过多切除，以免引起感觉性肛门失禁。

（3）手术时注意尽量不要破坏肛管直肠的角度。

（4）有脱肛者要及时治疗。

40. 如何预防尖锐湿疣?

（1）杜绝婚外性生活：尖锐湿疣患者中 60% 是通过性接触染病的，因此，可以说绝大部分尖锐湿疣是由婚外性生活染病的，杜绝婚外性行为是预防尖锐湿疣关键所在。

（2）注意公共卫生，防止接触传染：不使用别人的内衣、泳装及浴盆；在公共浴池提倡淋浴，沐浴后不直接坐在浴池的座椅上；在公共厕所尽量使用蹲式马桶；上厕所前用肥皂洗手；不在密度大、消毒不严的游泳池游泳等。

（3）防止家庭内部传染：家庭成员间也应该做到一人一盆，毛巾分用；配偶患病后要禁止性生活。如果配偶仅进行了物理治疗，虽然外阴部尖锐湿疣消失了，但患者仍带有人乳头瘤病毒，在此期间发生性行为，应使用避孕套进行防护。

41. 直肠息肉是否会癌变？怎样预防直肠息肉癌变？

直肠息肉可以癌变，其中腺瘤性息肉尤其是绒毛状腺瘤的癌变率较高，近年来被公认为是一种"癌前期病变"。另外，血吸虫病引起的息肉的癌变率也较高。

预防直肠息肉癌变，应早日摘除直肠息肉，摘除后还要定期复查。另外，还应积极治疗与息肉发生有关的疾病，如慢性结肠炎、克罗恩病等。

42. 如何预防便秘的发生？

预防便秘主要做到以下五个方面。

（1）每天早晨起床后饮用一杯温水，或加入少量食盐的有淡咸味的白开水，可以增加消化道水分，有利于排便。

（2）要养成按时排便的卫生习惯。每天晨起或早饭后或睡前按时解大便，到时不管有无便意都要按时去厕所。只要长期坚持，便会养成按时大便的习惯。

（3）平时要多吃含纤维素的蔬菜（韭菜、芹菜、菠菜等）和新鲜水果。要鼓励老年人适量喝水或饮用蜂蜜水，大枣、芝麻和核桃等也有润肺通便的作用。

（4）坚持体育锻炼能改善胃肠的蠕动，提高腹部和会阴部肌肉的肌力，从而有利于保持老年人大便通畅。

（5）便秘严重者，可适量服用缓泻剂如蜂蜜、大黄或使用开塞露、甘油灌肠等。

43. 提肛锻炼怎么做？有什么作用？

提肛运动是指有规律地往上提收肛门，然后放松，一提一松就是提肛运动。吸气时，肛门用力内吸上提，紧缩肛门，呼气时放松。站、坐、行时均可进行，若能采取胸膝卧位（双膝跪姿，胸部贴床，抬高臀部）做提肛运动，则效果更好。

提肛锻炼要有规律，并长期坚持。每次做提肛运动，以20次左右为一组，持续5～10分钟，每日至少进行5组训练，坚持半年以上才能有效果。

提肛运动能改善局部血液循环，改善肛门括约肌功能，预防肛门松弛，对防治痔疮和脱肛颇见功效。除此之外还有助于升提阳气、通经活络、温煦五脏而益寿延年，并能防治脱肛、痔疮、阳痿、早泄、遗尿、尿频等疾病。

经常提肛可以活血祛瘀，消除痔疮。痔疮是由肛门静脉曲张、血液回流不畅所引起。提气缩肛时，对肛周静脉产生一个排挤作用，能使局部静脉回流畅通。尤其选择在呼气时收缩肛门，利用腹内压较低的压力，更有利于肛门静脉血液的回流。

提肛锻炼可以加强肛门的括约闭合功能，可以预防和治疗痔疮脱出及直肠黏膜松弛，可以防止肠液外漏所导致的肛门潮湿和肛周湿疹、肛周瘙痒。

44. 痔疮手术后需要进行肛门功能锻炼吗？

肛门有极重要的生理功能，即收缩与扩张，肛门的这一功能是在神经系统的支配下由肛门内、外括约肌和肛提肌等共同配合完成的，所以正常健康的肛门收缩有力，扩张适度，不会失禁。但是，做了痔疮手术后的肛门，其周围的组织有了一定的损伤，特别是有些手术可能波及肛门的部分括约肌，因此即便手术后痊愈，患者也会觉得手术后的肛门与手术前的肛门或多或少有些不一样。此时患者若进行有效的肛门功能锻炼，增强肛门括约肌的收缩和舒张能力，改善局部血液循环，可使肛门功能完全恢复到术前水平。所以，痔疮手术后进行肛门功能恢复锻炼是极为必要的。

45. 痔疮手术后如何进行肛门功能锻炼？

手术后进行肛门功能锻炼，可以改善肛门局部的血液循环，尽快地恢复肛门功能，避免或减少痔疮的所谓复发，所以非常重要。在此介绍寿张根先生推荐的三种锻炼方法。

（1）肛门运动锻炼：患者先行收缩肛门5秒钟，再舒张5秒钟，如此持续进行5分钟。每日进行3～5次，可以促进局部血液循环，减轻手术后肛门局部疼痛，使排便通畅。

（2）提肛运动：是指用意念有意识地向上收提肛门，每日进行1～2次锻炼，每次提肛30下，有化瘀活血、锻炼肛门括约肌和升提中气的作用。一般坚持百日左右，可起预防痔疮复发之功效。

（3）肛门收缩运动：在排便前、排便中和排便后这段时间里，用约5分钟的时间主动收缩和舒张肛门括约肌，可起到改善局部血液循环、增强肛门括约肌能力的作用。

以上3种锻炼方法，患者可根据自己的情况任选一种，或交替使用。一般从术后第3周开始就可以循序渐进地进行锻炼了。

46. 肛肠病术后为什么吃猪蹄愈合快?

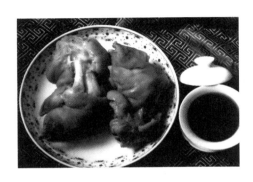

肛肠病手术为了防止术后伤口感染,一般多选用手术伤口敞开、不缝合,也叫开放性切口,常常愈合较慢。猪蹄营养很丰富。据食品营养专家分析,每 100g 猪蹄中含蛋白质 15.8g、脂肪 26.3g、碳水化合物 1.7g。猪蹄中还含有维生素 A、维生素 B、维生素 C 及钙、磷、铁等营养物质,尤其是猪蹄中的蛋白质水解后,所产生的胱氨酸、精氨酸等 11 种氨基酸之含量均与熊掌不相上下。中医学认为,猪蹄性平,味甘咸,具有补血、填肾精等功能,适宜年老体弱、血虚者食用。

猪蹄中含有丰富的胶原蛋白,这是一种由生物大分子组成的胶类物质,是构成肌腱、韧带及结缔组织中(即人们常说的"筋")最主要的蛋白质成分。猪蹄中的胶原蛋白被人体吸收后,能促进皮肤细胞吸收和储存水分,防止皮肤干涩起皱,使面部皮肤显得丰满光泽。汉代名医张仲景有一个"猪肤方"，就指出猪蹄上的皮有"和血脉，润肌肤"的作用。经常食用猪蹄，增加皮肤活力，改善全身的微循环，对于手术及重病恢复期的老年人，有利于组织细胞正常生理功能的恢复，加速新陈代谢，促进伤口愈合。但患有慢性肝炎、胆囊炎、胆结石的老年人最好不要多吃猪蹄，否则会使原有病情加重或诱使旧病复发。

47. 经常腹泻的人宜多喝酸奶，为什么？

引起腹泻最常见的原因是消化不良及寒冷，只要去除原因就能治愈，不必过分担心。

大肠内有许多种细菌，与人体处于相互依赖的状态，分为致病菌和非致病菌，非致病菌的代表就是酵母菌等乳酸菌，它能够有效地调整大肠功能。

补充乳酸菌最好的方法就是喝酸奶等乳酸饮料。特别是牛奶引起的腹泻，治疗以酸奶为首选。牛奶引起腹泻多是由其中所含的乳糖不能被分解所致。酸奶与牛奶成分基本相同，但其中乳糖的 25% ~ 60% 已经被分解，因此酸奶不但可以补充相同的营养成分，而且还可以调节肠道功能。乳酸菌在人体肠道内合成 B 族维生素，对减少致病菌产生的胺等致癌物质有很重要的作用。因此，经常腹泻的人宜多喝酸奶。

【专家忠告】

痔疮要以预防为主，所谓"上医治未病"。目前研究显示，痔疮的发生可能与便秘、久泻、如厕时间长、辛辣刺激、饮酒、长期咳嗽、妊娠分娩、努挣排便、解剖学特点、感染等有关。如何才能做到科学防治，让痔疮远离我们呢？合理膳食，养成良好的饮食习惯，如少吃辛辣刺激性食物、少喝酒，多吃富含膳食纤维多的食物，如苹果、梨子、西瓜、西蓝花、全麦、麦麸等蔬菜、水果、谷类等，饮食宜清淡，少吃烟熏、烧烤食物，因为木柴、煤炭、秸草、液化石油气等不完全燃烧产物中含 3,4- 苯并芘，该物质是强烈的致癌物。平时要调整不正常的排便习惯，如用力排便、久坐、久蹲，尽量缩短排便时间。注意肛周的清洁，避免频繁摩擦，尽量不使用肥皂等有刺激性或过敏风险的产品；必要时使用温水坐浴，每天 2 ~ 3 次，水中不需要加肥皂和沐浴液等物质；妊娠期人群应当侧睡，通过降低骨盆血管压力减轻痔疮。坚持排便时间 3 分钟：早晨起床可以饮一杯清水，促进胃肠蠕动，帮助排便，排便时间最好控制在 5 分钟内，不玩手机等电子产品，专注排便。尽量避免久坐、久站，建议每小时起身活动 3 ~ 5 分钟；有便秘习惯的人，建议在专科医生的指导下进行及时治疗；平时在空闲时间，多做提肛运动，建议每天 2 ~ 3 次，每次 50 ~ 100 次。通过以上科学的方式可以有效地预防痔疮。

痔疮出现症状后要积极治疗。首先明确到底是不是痔疮，然后需不需要治疗，是药物保守治疗还是应该手术治疗了。

痔疮手术后也要注意保养，三分治七分养。痔疮术后复发除了医生的手术经验不足外，更多的是患者自认为手术去根了，可以放心喝酒、熬夜等，从而再次引发痔疮。

总之，避免过量饮酒，减少熬夜。避免久坐久站，减少身体对肛门的压迫及带来的病理改变。避免临厕久蹲，养成良好的如厕习惯。这样就可以避免得痔疮，避免痔疮加重，避免术后痔疮复发，提高生活质量。重视肛门功能锻炼，出现问题及时应在专业医生指导下就医，积极有效地预防保健让痔疮远离我们。

参考文献

1. 李春雨.《肛肠外科学》(普通高等教育"十二五"研究生规划教材).北京：科学出版社，2016.

2. 李春雨.《肛肠病学》(全国高等学校"十二五"本科规划教材).北京：高等教育出版社，2013.

3. 李春雨，徐国成.《肛肠病学》(第2版)(全国高等学校"十三五"本科规划教材).北京：高等教育出版社，2021.

4. 李春雨，汪建平.《肛肠外科手术学》.北京：人民卫生出版社，2015.

5. 李春雨，汪建平.《肛肠外科手术技巧》.北京：人民卫生出版社，2013.

6. 张有生，李春雨.《实用肛肠外科学》.北京：人民军医出版社，2009.

7. 李春雨，张有生.《实用肛门手术学》.沈阳：辽宁科学技术出版社，2005.

8. 聂敏，李春雨.《肛肠外科护理》.北京：人民卫生出版社，2018.

9. 聂敏，李春雨.《肛肠科护士手册》.北京：中国科学技术出版社，2018.

10. 李春雨，朱兰，杨关根，卫中庆.《实用盆底外科》.北京：人民卫生出版社，2021.

11. 徐国成，李春雨.《肛肠外科手绘手术图谱》.北京：人民卫生出版社，2022.

12. 李春雨.《肛肠病名医解答》.北京：人民军医出版社，2011.

13. 李春雨.《结肠炎名医解答》.北京：人民军医出版社，2011.

14. 李春雨.《便秘名医解答》.北京：人民军医出版社，2012.

15. 李春雨.《大肠癌名医解答》.北京：人民军医出版社，2012.

16. 李春雨，韦东，聂敏.《肛裂就医指南》.北京：中国中医药出版社，2022.

17. 李春雨，杨波，聂敏.《肛周脓肿就医指南》.北京：中国中医药出版社，2022.

18. 李春雨，聂敏，孙丽娜.《肛瘘就医指南》.北京：中国中医药出版社，2022.

19.李春雨，聂敏.《便秘就医指南》.北京：中国中医药出版社，2022.

20.李春雨，张苏闽，聂敏.《结肠炎就医指南》.北京：中国中医药出版社，2022.

21.李春雨，张伟华.《结直肠癌就医指南》.北京：中国中医药出版社，2022.